DE
L'HUMORISME
ET DE
SON ROLE DANS LES PHÉNOMÈNES MORBIDES
SUITES DE COUCHES

PAR

Le Docteur FERNAND CASTELAIN,

Délégué à l'Agrégation près de la Faculté de Médecine de Lille.

LILLE,

IMPRIMERIE L. DANEL.

1879.

DE

L'HUMORISME

ET DE

SON ROLE DANS LES PHÉNOMÈNES MORBIDES

SUITES DE COUCHES.

DE

L'HUMORISME

ET DE

SON ROLE DANS LES PHÉNOMÈNES MORBIDES

SUITES DE COUCHES

PAR

Le Docteur Fernand CASTELAIN,

Délégué à l'Agrégation près de la Faculté de Médecine de Lille.

LILLE,

IMPRIMERIE L. DANEL.

1879.

DE

L'HUMORISME.

S'il y a un désir généralement répandu parmi les êtres qui pensent, c'est celui de remonter aux causes premières des choses, c'est de chercher à s'expliquer le pourquoi et le comment des phénomènes que l'on observe ; depuis l'enfant qui commence à s'intéresser aux objets qui l'environnent jusqu'au philosophe le plus érudit, c'est assurément là une idée constante.

Felix qui potuit rerum cognoscere causas

a dit Virgile, et ce vers que nous n'avons peut-être pas assez admiré parce qu'on nous l'a fait traduire trop jeune, bien des hommes l'avaient pensé avant que Virgile ne l'ait écrit.

Les médecins de toute antiquité ont ressenti ce besoin incessant d'investigation, cette soif inextinguible de tout expliquer, et ils se sont mis à l'œuvre pour résoudre les problèmes multiples que soulève l'étude de l'organisme humain, tant à l'état normal qu'à l'état morbide. Pour arriver à la connaissance des lois qui régissent notre être, il y avait deux méthodes à employer; l'une d'elles consistait à observer patiemment les faits, à les enregistrer et à n'en tirer que des déductions peu nombreuses mais légitimes, c'est la méthode Hyppocratique; l'autre désirant de suite deviner les secrets que la nature avait pris tant de soin à dérober à nos regards, devait appeler naturellement à son secours une foule d'hypothèses plus ou moins ingénieuses. Ces deux méthodes n'ont pas le même attrait, car la première ne chemine que lentement, tandis que l'autre s'élève rapidement; aussi il était à craindre que cette dernière méthode ne fut préférée et, en effet, c'est ce qui arriva. Parmi les différents systèmes qui, dans les doctrines médicales, ont eu la prétention de tout expliquer, il en est un qui a eu plus de vogue et de retentissement que les autres, ce fut l'humorisme: aussi est-ce de ce système que je désire dire quelques mots. Rappeler en quelques pages ce qu'a été l'humorisme ancien, suivre les transformations que la chimiatrie du moyen âge lui a fait subir, arriver ensuite à parler de l'humorisme moderne et de son application dans la pathogénie des phénomènes morbides, qui n'arrivent que trop fréquemment chez les femmes qui viennent d'accoucher, tel est le but que je me propose.

HUMORISME ANCIEN.

Privés des lumières de l'anatomie, ignorants des notions les plus élémentaires de la physique et de la chimie, on comprend les erreurs que les médecins des premiers siècles ont dû accumuler dans leurs théories humorales. On admettait alors que le corps humain était formé des quatre éléments connus, l'air, le feu, la terre et l'eau, et que ces quatre éléments entraient aussi, mais pour des proportions variables, dans la composition des principales humeurs qu'on avait fixé à quatre; le sang secrété par le cœur, la pituite par le cerveau, la bile par le foie et l'atrabile par les capsules surrenales. On indiquait même les proportions de ces divers éléments dans chacune des humeurs; ainsi pour le sang, liquide par excellence; tous les éléments précités existaient sans qu'aucun prédominât; la pituite se distinguait par l'abondance de l'eau; le feu prédominait dans la bile, et la terre dans l'atrabile. De plus, ces différentes humeurs étaient dotées de qualités de chaleur, de sécheresse, d'humidité et de froid; le sang était chaud et humide, la pituite froide et humide, la bile sèche, chaude et gluante, et l'atrabile sèche et froide. Enfin la santé résultait de ce que les humeurs émanées de leurs différents réservoirs se répandaient dans toutes les parties du corps et se mélangeaient en proportion variable à travers les pores de la peau.

Ces notions d'humorisme physiologique, quelque incomplètes qu'elles soient, étaient nécessaires, à mon avis, avant d'entrer dans le domaine de la pathologie humorale.

Pour les humoristes, toutes les maladies provenaient d'un changement survenu dans les humeurs, soit dans leur quantité, soit dans leur qualité. Quand les humeurs péchaient par leur quantité, il pouvait y avoir diminution de chacune d'elles, mais le vice opposé était plus fréquent et il constituait la pléthore; lorsque les humeurs étaient altérées dans leur qualité, il y avait ce qu'on appelait cacochymie. La pléthore comptait plusieurs variétés; il y avait d'abord une pléthore générale résultant de l'abondance de toutes les humeurs, et il existait une pléthore spéciale pour chacune des quatre humeurs; il y avait par conséquent une pléthore sanguine, une pituitaire, une biliaire et une atrabiliaire; la pléthore sanguine étant pourtant, de l'avis de tous, la plus fréquente. Dans la cacochymie, les humeurs devenaient plus chaudes, plus froides, plus humides, plus sèches, mais ce n'étaient là que les premières altérations, car après elles finissaient par devenir plus acides, plus aigres, plus salées, putrides enfin. Une fois ces altérations humorales admises, rien n'était plus simple que d'expliquer la production des fièvres : à part la fièvre éphémère, qui était le résultat de la viciation des humeurs en général, l'altération de chacune des humeurs amenait une maladie : la dégénérescence de la pituite produisait la fièvre quotidienne, la putridité de la bile engendrait la fièvre tierce, l'altération semblable de l'atrabile amenait la fièvre quarte. Et comment ne pas accorder une certaine importance à ces hypothèses, quand on avait essayé de les expliquer ; ainsi, d'après les médecins de cette époque, si l'atrabile donnait lieu à une fièvre quarte, cela tenait à ce que cette humeur se mouvait plus difficilement que les autres.

Loin de moi l'idée de rapporter ici toutes les théories que l'humorisme ancien avait forgées pour rendre compte des phénomènes morbides ; mais je veux dire un mot de la manière dont on interprêtait l'inflammation. L'inflammation était produite par l'introduction du sang dans une partie qui n'en contient pas ordinairement (Érasistrate), et l'on ajoutait que cette inflammation revêtait certains caractères spéciaux suivant que telle ou telle humeur se combinait au sang. Ainsi, si le sang pénétrait seul dans les vaisseaux, l'inflammation était pure ; elle était pneumatique si l'air se mélangeait au sang, œdemateuse si c'était la pituite qui s'alliait avec le sang, gangréneuse dans le cas où la bile et le sang se mélangeaient, enfin squirreuse si l'atrabile venait prêter au liquide nourricier son redoutable concours.

Les médecins humoristes étaient si persuadés de l'existence du principe morbifique des malades, qu'ils décrivaient à toutes les maladies trois périodes, la crudité, la coction et l'expulsion : Dans la première période, la matière morbifique douée de toute sa puissance délétère possède encore toute sa crudité, dans la seconde, la coction s'opérait, la nature reprenant peu à peu le dessus, et enfin, dans la troisième, le principe morbifique rendu nul était évacué par les urines, la sueur, les matières fécales; l'équilibre alors s'établissait, en d'autres termes, la santé revenait.

Toute la thérapeutique se bornait à changer la quantité ou la qualité du sang, ou bien encore à déterminer un afflux vers tel ou tel organe. On saignait pour diminuer la quantité de sang, on saignait aussi et on purgeait pour chasser une partie de la matière morbifique mêlée au sang, et les mêmes moyens étaient employés à outrance pour diminuer la viscosité du sang; enfin, les exutoires jouaient également un grand rôle, on les appliquait loin des organes malades afin d'attirer à l'extérieur les humeurs altérées. Bien que les théories humorales existassent avant Galien, le médecin de Pergame leur donna une telle extension, qu'on l'emploie pour les désigner presqu'indifféremment les noms d'humorisme ou de galénisme.

En lisant ces quelques mots sur l'humorisme ancien, ne croirait-on pas que cette doctrine ne soit qu'un assemblage d'idées plus ou moins bizarres, et cependant, avec quelques modifications, ce système vécut pendant des siècles. Pourquoi, en effet, ne parler que de quatre humeurs, sang, pituite, bile et atrabile, alors qu'il en existe beaucoup d'autres telles que le lait, le sperme, l'urine, et, dans le cas où l'on aurait voulu restreindre le nombre des liquides à examiner, pourquoi choisir l'atrabile qui n'existe pas, et la pituite qui n'est pas anatomiquement constituée. Si, maintenant, on se demande comment un système, ayant si peu de fondement ait pu être accepté par plusieurs générations de médecins; nous trouvons, à mon avis, l'explication de cette inconséquence, non seulement dans la pénurie des moyens d'investigation dont disposaient les anciens, mais aussi dans la facilité regrettable avec laquelle on se laisse aller à admettre la tradition dans la crainte d'être obligé de chercher une explication nouvelle.

HUMORISME CHIMIQUE.

La découverte de la chimie devait porter un coup redoutable à la toute puissance des théories galéniques, mais, avant d'entrer dans quelques détails sur cette phase de l'humorisme, je crois devoir faire une petite observation. Au moyen-âge, les dénominations d'alchimiste et de chimiatre étaient si souvent rapprochées, qu'on a fini par les regarder comme synonymes; cette espèce de confusion, qui tient peut-être à ce que l'un et l'autre s'occupaient de découvrir la pierre philosophale et de trouver une panacée universelle, doit cependant cesser: l'alchimiste est celui qui s'occupe de l'étude des corps; le chimiatre s'attache spécialement à appliquer cette science à la médecine.

Le premier chimiatre fut Paracelse ; c'est lui qui avança que les maladies étaient le résultat de l'altération chimique des humeurs, et qu'il fallait des médicaments chimiques pour les combattre ; de plus, il s'efforça de ne plus donner des médicaments simples, mais chercha à extraire le principe actif des corps. C'est même cette idée, qui, malgré son ambitieux délire, le fera toujours regarder par les esprits impartiaux comme un homme remarquable, [1] Van Helmont seigneur de Merode, de Tournay et d'autres lieux, entra dans la même voie que Paracelse et, accordant une importance extrême aux idées chimiatriques, parla, un des premiers, des ferments, de l'acidité et de l'alcalinité des humeurs, mots qui firent leur chemin puisqu'ils sont parvenus jusqu'à nous. J'arrive de suite à Sylvius de Boë et à Willis, pour m'étendre un peu plus longuement sur les altérations des humeurs, parce que c'est dans les écrits de ces auteurs que l'humorisme chimique à atteint son apogée et tend à s'élever réellement au rang de doctrine : on ne trouve à chaque page des écrits de ces auteurs que les mots de fermentation, d'effervescence, d'acrimonie des humeurs, et avec ces trois mots on se charge d'expliquer tous les phénomènes physiologiques et pathogiques. Sylvius et Willis, ayant rejeté la théorie

(1) Paracelse se faisait appeler : medicus et germaniæ philosophus, monarcha medicorum et mysteriarcha, chimicorum princeps.

des quatre éléments d'Empédocle, admirent comme les premiers chimiatres que tous les corps de la nature étaient formés par le soufre, le sel et le mercure : le sel donnait au corps leur forme, le soufre engendrait la chaleur, et le mercure, encore appelé esprit volatilisait toutes les parties dont se composent les corps. Cette théorie chimique était acceptée par nombre de médecins de cette époque, et comment du reste ne pas regarder ces idées comme réelles, quand on entrait à cet égard dans les détails les plus circonstanciés : on disait, en effet, qu'à l'état normal le mercure s'évacuait par les pores de la peau, le soufre par le nez, le soufre déliquescent par l'anus, le soufre dissous par les yeux, etc..., Pour les chimiatres, toutes les fonctions étaient le résultat d'une fermentation et la vie elle-même n'était que la conséquence d'une fermentation de la bile et de la lymphe unie au sang et opérant dans le cœur.

La pathologie marchait de pair avec cette physiologie fantaisiste et toutes les maladies étaient la conséquence des altérations survenues dans les humeurs, soit une fermentation, soit une effervescence, soit une acrimonie. La portion spiritueuse du sang était-elle agitée et échauffée, il en résultait une fièvre éphémère ; la fermentation s'étendait-elle aux particules soufrées, une fièvre putride en était la conséquence. L'effervescence du suc gastrique avec la bile engendrait une humeur visqueuse, qui accablait les esprits vitaux du cœur, et devenait cause de la syncope des palpitations et de l'épilepsie ; le mélange de la bile et du sang produisait l'ictère sans altération du foie, etc.... Mais la plus large part dans les maladies était accordée à l'acrimonie des humeurs, acrimonie qui pouvait être acide ou alcaline, car, il y avait une bile acide, et une bile alcaline, une lymphe acide et une lymphe alcaline, et ainsi des autres humeurs du corps. La bile acide s'épaississait et occasionnait des obstructions, l'acreté acide du suc pancréatique et l'obstruction des conduits du foie étaient cause de la fièvre intermittente et, si cette acreté devenait plus grande, l'hystérie et l'hypocondrie en étaient la suite; avait-on une lymphe acide coïncidant encore avec l'obstruction des canaux pancréatiques, on voyait apparaître la goutte, la variole, la syphilis, la gâle ; enfin si le sang devenait alcalin par suite de la surabondance des sels volatils, il en résultait une dissolution, qui conduisait à la peste et aux fièvres malignes.

La thérapeutique était conforme à la pathologie et reposait presque essentiellement sur l'emploi des médicaments chimiques contraires aux acres alcalins et acides qui étaient supposés la cause des maladies. Les sels volatils, qui sont alcalins, étaient ordonnés pour corriger l'acidité de la lymphe et du suc pancréatique ; les purgatifs salins étaient prescrits dans les maladies dues à une trop grande alcalinité du sang ; on ordonnait les boissons acidulées contre les maladies provoquées par une effervescence alcaline, et les acides et les éthers s'adressaient aux cas de dissolution des humeurs. Ces médicaments chimiques étaient employés un peu à la légère, aussi ceux des médecins qui étaient restés attachés aux idées galéniques se récrièrent, tant qu'un arrêt du Parlement empêcha de prescrire au moins l'antimoine.

De même que Sylvius De Boë et Villis ne furent pas les premiers médecins qui s'occupèrent d'humorisme chimique, de même après eux on peut en citer un grand nombre parmi lesquels il faut retenir Zimmermann, Huxham, Stoll, Selle, etc.

Je ne veux pas entrer dans des détails sur les idées de chacun de ces médecins, je craindrais de fatiguer; tout ce que je dirai, c'est qu'ils accordaient peut-être un peu moins d'importance à l'acreté des humeurs et faisaient jouer un role plus considérable à la putridité du sang. Du reste toutes ces théories n'ont plus maintenant qu'un intérêt rétrospectif, car depuis longtemps elles sont reléguées, pour la plupart, au musée des antiques.

Certainement, l'humorisme chimique a avancé des idées bizarres, et quand on lie les relations d'alors, on se demande si on parle encore aujourd'hui la même langue; je suis aussi le premier à reconnaître que les médicaments chimiques, pour quelques-uns réellement fort actifs, ont dû faire plus de mal que les médications galéniques, mais il ne faut pas être trop sévère pour l'alchimie, car nous savons que c'est de cette science qu'est sortie la chimie moderne à laquelle la médecine est redevable de tant de découvertes. Du reste, l'alchimie ne mérite pas tous les éclats de rire qu'elle a fait pousser à certains de nos contemporains; en effet, si on ne voyait, au moyen-âge, que des fermentations et des acrimonies des humeurs, l'acidité et l'alcalimité de certaines secrétions sont admises aujourd'hui par tous les médecins, le rôle de ferments à l'état normal est aussi accepté pour la digestion et la salivation, et enfin des professeurs des plus distingués enseignent que certaines maladies virulentes ne sont que le résultat d'une fermentation.

Les théories de Galien étaient si peu acceptables avec les progrès lents mais continus de la science médicale, et, d'un autre côté, malgré les vérités qu'il renfermait, l'humorisme chimique, par l'excentricité de certaines idées et son exclusivisme absolu, avait tant lassé les médecins, qu'on ne demandait qu'une chose, c'était de pouvoir se rallier à une autre doctrine; aussi quand à l'aide de l'application des notions de la physique on put se rendre compte de certains phénomènes de la vie, comme la circulation, le mécanisme de quelques sécrétions, la digestion des aliments, et que, passant de la physiologie, qui était le vrai terrain de ce système, à la pathologie, on put expliquer certains phénomènes morbides comme la coagulation du sang dans les vaisseaux, ou bien encore l'inflammation, on comprend le succès qu'obtint l'iatro-mécanisme, et le renom qu'atteignit un de ses plus illustres représentants, Boerhaave. A plus forte raison, l'école anatomique, en mettant sous les yeux des médecins émerveillés des lésions palpables, devait susciter un engouement énorme, aussi quand Frenel, puis après, Morgagni, firent connaître un certain nombre d'altérations pathologiques, le solidisme fit de nombreux adeptes. A un moment, le solidisme fut sur le point de s'écrouler, car on ne connaissait alors qu'un nombre trop restreint d'altérations pour pouvoir rendre compte de toutes les maladies, mais cette doctrine se sauva momentanément en admettant l'altération des solides sans lésions matérielles. Ces altérations des solides sans lésions matérielles ouvraient naturellement le champ à diverses hypothèses; aussi est-ce à ce moment que l'on vit successivement apparaître la théorie du spasme et de l'atonie, de Cullen, puis celle de l'irritation, de Broussais. Cette dernière surtout eut un grand retentissement et on peut dire qu'au commencement de ce siècle, cette théorie compta presque autant de partisans que de médecins. Cependant, cette doctrine exclusive laissait bien à désirer, puisque, pour l'admettre complètement, il fallait nier les maladies diathésiques et virulentes et regarder la syphilis, entr'autres, comme simplement une inflammation des organes génitaux; aussi, malgré tout le talent de son auteur, cette théorie ne devait pas durer longtemps. Mais, pendant que le dogme de l'irritation avait régné en maître, les recherches d'anatomie pathologique avaient été poussées avec ardeur; aussi, quand le système de Broussais devint insoutenable, on vit apparaître la secte des organiciens dont les partisans, grâce aux moyens d'investigation que l'on possède et qui permettent de découvrir les altérations les plus minimes, est aujourd'hui fort nombreuse.

L'iatro-mécanisme et le solidisme sous toutes ses formes n'avaient pas eu seuls le privilége de renverser l'humorisme, et il a existé dès longtemps un certain nombre de médecins, qui voulurent voir dans notre corps autre chose que de la matière organisée, soumise au lois de la physique et de la chimie, et qui, ne connaissant pas ou ne voulant pas admettre les propriétés dynamiques des tissus, supposèrent qu'en dehors de l'âme, qui n'est pas du ressort du médecin, mais du métaphysicien, il y a un principe vital ne résultant pas de l'organisation, mais l'ayant précédé, et qui peut être la source de maladies. Les partisans de cette théorie se nomment les vitalistes, et bien que Bérard, Lordat, Chauffard etc., s'en soient déclarés les partisans, c'est à Montpellier que cette doctrine a compté ses défenseurs les plus ardents. Il y a une soixantaine d'années, on rencontrait donc surtout des solidistes, peu de vitalistes, encore moins d'iatro-mécaniciens, mais quant à de véritables humoristes, on en trouvait bien peu. N'y avait-il donc absolument rien de vrai dans la théorie humorale, et les médecins durant des siècles s'étaient donc ralliés à une doctrine complétement erronée! Évidemment non. L'altération des liquides devait jouer un rôle et même un rôle assez important dans le développement des maladies, seulement on était si las des théories hâtives, qu'on réclamait pour se prononcer en ce sens une connaissance exacte des liquides du corps humain, et cette étude, qui ne pouvait découler que de la chimie, on ne pouvait l'entreprendre d'une façon réellement utile, puisque la chimie n'était pas assise sur des bases précises. Pour pouvoir présenter un ensemble assez complet d'un humorisme rationnel, il faudrait décomposer tous les liquides, les humeurs constituantes comme les produits de sécrétion, puis ce travail fait tenter la même étude pour les différents états pathologiques. L'hématologie, depuis les travaux de Prevost, Dumas, Andral, Gavarret, Becquerel, Rodier, est bien avancée et l'on connait assez exactement la composition normale du sang, ainsi que les principales modifications qu'il subit dans nombre de maladies, seulement la même étude, qui a été faite par Berzelius et Chaptal, sur les produits de sécrétion, étude plus longue et plus difficile, n'a peut-être pas aussi bien réussi. Il est certainement à regretter, que l'état de nos connaissances ne soit pas aussi satisfaisant pour les différents liquides sécretés, que pour le sang lui-même, car il n'est pas douteux que ces différents liquides, (urine, suc gastrique, lait, etc.,) ne viennent à jouer un rôle plus ou moins important dans le développement des maladies, mais il ne faudrait cependant pas s'exagérer cette lacune, car ces liquides, on les retrouve dans le sang, soit qu'ils aient été jetés dans la circulation, soit qu'ils n'aient pas été séparés du liquide nourricier par excellence, et nous avons déjà laissé entre voir que l'hématologie était assez connue.

HUMORISME MODERNE.

Les quelques mots que je viens de dire en dernier lieu, prouvant que l'humorisme moderne ne peut marcher qu'en s'appuyant au moins sur la connaissances exacte du liquide par excellence, c'est-à-dire du sang, nous allons indiquer la composition normale de ce liquide, puis après, nous signalerons les modifications qu'il peut subir et les altérations qui en sont les conséquences.

COMPOSITION NORMALE DU SANG.

Après plusieurs essais infructueux, et en combinant différentes méthodes, on est arrivé à être à peu près fixé sur les divers éléments contenus dans le sang ; je ne crois pas faire injure aux chimistes en disant qu'on ne connait pas exactement la composition du sang, car certaines causes d'erreur se glissent infailliblement dans les procédés employés, mais voici les chiffres que l'on est convenu de regarder comme exacts.

Les travaux de Prevost et de Dumas, qui remontent au commencement de notre siècle, ceux d'Andral et de Gavarret, qui datent de 1844, enfin ceux un peu plus récents de Becquerel et de Rodier, démontrent que pour 1000 parties, la fibrine est représentée par 3, les globules rouges, par 127, l'albumine par 70, les sels par 10 environ et l'eau par 790.

ALTÉRATION DU SANG.

Une fois ces données bien établies, on s'est efforcé de rechercher les modifications que peuvent subir les éléments du sang comme d'autres médecins ont recherché les altérations du solide; mais il faut bien le reconnaître, cette tâche était ici bien autrement difficile. Les créateurs de l'hématologie pathologique ont fait observer que les altérations pouvaient porter sur la quantité des éléments du sang, sur leur qualité, et enfin sur l'introduction dans le sang de substances étrangères.

Nous allons passer rapidement en revue les altérations du sang les plus connues dans chacune des classes que nous venons de citer, puis nous indiquerons de suite les phénomènes morbides qui en sont la conséquence.

ALTÉRATIONS PORTANT SUR LA QUANTITÉ DES ÉLÉMENTS NORMAUX.

Globules. — On sait que les globules rouges du sang de 127 pour 1,000 admis comme terme moyen peuvent monter jusqu'à 150, et on sait également qu'alors on voit survenir de la rougeur et de l'injection de la face, de l'ampleur du pouls, etc., mais il arrive beaucoup plus fréquemment une altération inverse. Ces globules tombent à 100, 80 et même 30, et alors on observe une décoloration des tissus, de l'essoufflement au moindre mouvement et des troubles digestifs plus ou moins marqués.

Les changements survenus dans les globules rouges étant connus, on s'occupa des altérations que peuvent présenter les globules blancs, mais il faut reconnaître que nos connaissances sur ce point sont beaucoup moins avancées : d'abord, on ne sait rien de la diminution des globules blancs, et quant à leur augmentation, quoiqu'elle existe bien réellement, leur histoire n'est pas encore faite complètement : les principaux caractères de cette altération sont une prostation considérable, un anéantissement complet même des forces, des tumeurs multiples et des hémorrhagies qui finissent par enlever les malades.

Fibrine. — La fibrine, qui, à l'état normal, est représentée par 2 à 3 parties pour 1,000 (Andral et Gavarret), augmente dans un certain nombre d'affections générales (rhumatisme), et dans un grand nombre de maladies locales (pneumonie), et si on vient à faire une saignée, le caillot devient plus petit, plus résistant, et la partie supérieure du coagulum se rétracte en cupule : de plus, cette augmentation de la fibrine donne lieu souvent, pendant la vie, comme M. Bouillaud l'a fait observer le premier, à la formation de caillots dans un point quelconque du systême circulatoire. Si, dans les cas auxquels je viens de faire allusion, la fibrine peut monter jusqu'au chiffre de 8 à 9 pour 1,000, elle peut aussi descendre, dans certaines circonstances, jusqu'à 1, et alors il se manifeste un ensemble de phénomènes adynamiques et des hémorrhagies se produisent. La meilleure preuve que ces phénomènes adynamiques sont sous la dépendance de cette altération du sang, c'est que, quand on l'a constatée, on retrouve toujours le même anéantissement des forces, les mêmes fuliginosités de la bouche, les mêmes troubles du côté du tube intestinal, que l'on ait affaire, du reste, à une variole, à une fièvre typhoïde ou à un ictère hémorrhagique, ou bien encore à une fièvre jaune. Le second phénomène, qui est la conséquence de cette défibrination du sang, est l'apparition des hémorrhagies : à une époque où l'on supposait que le sang pour rester contenu dans les vaisseaux, devait forcément avoir sa composition normale, ces hémorrhagies, dans les maladies que je viens de citer, s'expliquaient par la défibrination du sang (c'était, je crois, cette défibrination du sang que les anciens appelaient du nom au moins bizarre de sang dissous, car il est assez difficile de se rendre un compte exact de ce que peut être un liquide dissous), mais, quand les travaux ultérieurs eurent prouvé que le sang altéré ne pouvait même pas alors traverser les parois des vaisseaux, force fut bien de rechercher une autre cause, et en se basant sur la minceur des parois des capillaires, on admit que les causes qui modifient la composition du sang, attaquent aussi la texture des vaisseaux de petit calibre, déterminent leur rupture, et donnent lieu consécutivement à des hémorrhagies. Je sais bien que si on admet cette théorie des hémorrhagies, les épanchements ne sont plus sous la dépendance immédiate des altérations du sang, mais, j'ai cru devoir tout de même en parler ici, d'abord, parce que l'altération des capillaires n'est pas encore universellement admise, et, qu'alors même qu'elle serait généralement adoptée, ces hémorrhagies pourraient encore très-bien être regardées comme la conséquence, mais la conséquence éloignée de cette altération du sang.

Albumine. — L'albumine du sang augmente parfois de manière à dépasser d'une façon assez sensible les 70 parties pour 1000, qui représentent le chiffre physiologique de cet élément; malheureusement pour les médecins investigateurs, cette augmentation de l'albumine coïncidant souvent avec une élévation du nombre de globules, c'est-à-dire avec la plethore, il est, de cette façon, assez difficile d'apprécier les phénomènes qui en sont directement la conséquence. On est, au contraire, très-bien fixé sur les résultats que peut amener la diminution de ce principe, et de nos jours, MM. Bouillaud et Rayer ont démontré qu'il existait toute une classe d'hydropisies, qui reconnaissent uniquement cette cause comme mode de production. Cependant, il faut bien en convenir, la question est peut-être plus compliquée qu'elle semble l'être tout d'abord, car en procédant à des analyses quantitatives, on voit qu'il y a une assez notable différence entre le liquide de l'hydropisie et la sérosité du sang; ainsi le liquide épanché contient plus d'eau et moins d'albumine que le serum du sang et renferme souvent de l'urée, alors même qu'il n'existe pas de trouble dans la secrétion urinaire. Je ne veux pas quitter ce qui a trait à l'albumine, sans faire remarquer que les troubles les plus opposés de l'albumine l'hyper-albuminose et l'hypo-albuminose peuvent parfois se succéder; si, pour un motif ou pour un autre, la quantité d'albumine contenue dans le sang dépasse le chiffre moyen, cet excès d'albumine tendra à s'éliminer par les reins de là congestion rénale, et comme sous l'influence de cette altération, l'albumine, ou plutôt le serum contenant de l'albumine transsudera, il pourra arriver qu'un individu qui, au début, avait de l'hyper-albuminose, finisse au bout d'un certain temps par présenter tous les symptômes de l'hypo-albuminose.

Sucre. — Le sang renferme, à l'état de glucose, une petite quantité de sucre, mais cette quantité, que l'on regarde aujourd'hui après bien des débats, comme normale, peut probablement diminuer, mais elle peut, à coup sûr, augmenter, et une fois que le sucre contenu dans le sang y est en trop grande quantité, il tend à s'éliminer par les reins, de là, suivant les cas, tantôt une glycosurie temporaire, tantôt un diabête permanent. Je n'ai pas à décrire ici le délabrement dans lequel tombe l'organisme de celui, qui fabrique du sucre en grande quantité, non-seulement avec les aliments qu'il absorbe, mais encore avec ses tissus eux-mêmes, ni à parler de la phthisie, qui en est si souvent la conséquence (d'après Griesinger, la moitié des diabétiques succomberaient à cette maladie), mais je ne puis passer sous silence les effets que ce sang vicié exerce sur nos organes. En effet, si les travaux de M. Lecorché ont réduit à néant l'influence du sang diabétique sur la production de la cataracte, beaucoup d'auteurs rapportent à cette cause la fréquence des inflammations que l'on observe chez les diabétiques et leur déplorable tendance à se terminer par nécrobiose et gangrène véritable.

Urée. — La minime quantité d'urée contenue dans le sang et par suite dans l'urine, augmente parfois d'une manière sensible ; dans les cas de diabête, ce principe augmente d'une façon notable, et il est même certains auteurs, comme M. Jaccoud, qui professent que c'est là la limite qui sépare le diabète gras du diabète maigre, et que la présence duement constatée de ce principe en proportion notable dans l'urine, indiquant une augmentation semblable dans le sang, dénote un désordre des plus graves survenu dans la constitution, désordre qui ne porte plus sur la zoamyline, et aussi sur les matières albuminoïdes; mais ce n'est pas dans le diabête que la trop grande quantité d'urée expose le plus aux dangers, car ce principe, s'il est augmenté, s'élimine en plus grande abondance, comme nous venons de le voir : les cas dangereux sont ceux où par suite d'altération rénale, avec ou sans albuminure, l'urée n'est plus rejetée et s'accumule petit à petit dans le sang. Dans ces cas d'affections rénales anciennes avec troubles de l'uropoièse, les accidents graves qu'éprouvent parfois les malades (délire, affaissement, troubles digestifs, altérations de la sensibilité et du mouvement), peuvent parfois être attribués à un épanchement de sérosité dans le cerveau, mais il y a aussi des cas dans lesquels, par suite de l'absence de lésions, la mort des malades ne peut être rattachée qu'à la présence dans le sang d'urée ou de principes similaires, c'est ce que l'on appelle l'uremie ; nous aurons l'occasion d'y revenir.

Sels. — La moyenne des sels fixes du sang est 10, 1 pour 1000 (Berzelius) ou de 8, 6 (Lecanu), et il est assez curieux de faire remarquer, que les modifications de ces sels, qui avaient tant préoccupé les anciens auteurs, sont justement celles que l'on connait le moins aujourd'hui. On sait que ces sels augmentent au début du cholera (Griesinger), que ceux de soude surtout éprouvent le même changement dans le scorbut, ce qui pourrait, jusqu'à un certain point, nous rendre compte du défaut de coagulabilité de la fibrine et l'affaissement des globules, mais à l'exception de ces quelques faits, nous ne savons rien de précis.

Eau. — Si, dans quelques maladies, la quantité normale de l'eau diminue et si cette diminution d'eau, (résultat, comme dans le cholera, des déperditions nombreuses faites par les selles et les sueurs), explique la viscosité du sang, dans des cas beaucoup plus nombreux, la quantité d'eau augmente. Cette augmentation d'eau s'accompagne presque toujours d'une diminution survenue dans les globules et dans l'albumine, aussi est-on en droit de se demander, si l'œdème que l'on remarque alors n'est pas plutôt sous la dépendance de ces dernières modifications, que le résultat de l'augmentation de la quantité d'eau.

ALTÉRATIONS PORTANT SUR LA QUALITÉ DU SANG.

Bien que les progrès de la physiologie fassent entrevoir que les altérations de la qualité du sang primeront, comme importance, les modifications survenues dans la quantité, nous ne savons encore que peu de choses, des premières de ces altérations, et surtout du rôle qu'elles peuvent jouer, par rapport à la génèse des phénomènes pathologiques, aussi, je serai bref à cet égard.

Une des altérations les plus importantes, est la dissolution de l'hematine des globules, dans le serum du sang : au dire d'un certain nombre de médecins, cette altération pourrait amener la gangrène, mais on peut toutefois se demander, si les faits sont déjà assez nombreux, pour permettre cette conclusion.

La fibrine, dont un des caractères est la coagulabilité, présente quelquefois cette propriété d'une façon remarquablement facile, alors même que sa quantité n'est pas forcément augmentée. On est encore réduit à ne formuler que des hypothèses pour expliquer cette tendance facheuse de la fibrine à la coagulation, aussi je glisserai rapidement sur ce chapitre et je ne signalerai que les dangers auxquels sont exposées les personnes dont le sang présente ces caractères, dangers qui sont ceux des concrétions vasculaires et de leurs déplacements, c'est-à-dire les gangrènes et les accidents asphyxiques, J'avais donc raison d'annoncer que cette classe d'altérations du sang serait courte, puisque les deux modifications précédentes sont les deux seules que j'ai à signaler.

ALTÉRATIONS PAR SUBSTANCES ÉTRANGÈRES.

J'arrive à la troisième classe des altérations du sang, celle qui contient les maladies produites par la contamination du sang par l'introduction d'une substance étrangère.

Certainement, si nous voulions faire de l'humorisme à la manière des anciens, c'est-à-dire d'une façon tout-à-fait fantaisiste, il nous serait assez facile de ranger bon nombre de maladies dans cette classe, car on peut concevoir une altération du sang dans toutes les maladies virulentes, dans tous les empoisonnements, dans toutes les maladies épidémiques, mais si on veut s'en tenir aux faits, quand nous aurons cité les algues des fièvres intermittentes (Salisbury), les bactéries des affections charbonneuses (Davaine), et les vibrions de la fièvre typhoïde (Coze et Feltz) nous aurons cité tout ce qu'il y a à dire, et nous pourrons nous demander si même nous ne nous sommes pas trop avancé. Quant à expliquer comment ces matières étrangères agissent pour déterminer ces différentes maladies, nous ne le savons pas encore, bornons-nous donc jusqu'à maintenant à enregistrer ces faits.

Et maintenant que nous avons essayé d'indiquer l'influence que les altérations du sang peuvent avoir sur la production des phénomènes pathologiques, influence que pour la plupart personne ne nie, nous devons nous poser une question fort importante, ces altérations sont-elles primitives, ou au contraire n'apparaissent-elles que comme conséquence d'un trouble ou d'une altération des solides ? Je ne veux nullement, à l'instar des anciens, considérer le sang comme une humeur possédant malgré ses rapports avec le monde extérieur, les éléments d'une durée réelle, je sais parfaitement que le sang, comme tous les tissus organisés et peut-être même plus que les autres tissus, est soumis à des métamorphoses non interrompues, et que ses diverses parties constituantes n'ont qu'une durée passagère; je sais, par exemple, que les fameux globules rouges ne sont formés que par des globules blancs, provenant eux-mêmes de l'appareil lymphatique, et qu'ils ne prennent que plus tard leur coloration spéciale; je n'ignore pas non plus que la fibrine du sang est loin de provenir uniquement des peptones absorbés dans l'intestin (car cette origine pour être acceptée demanderait que l'on démontrât au préalable la transformation de l'albumine en fibrine, et cette substitution est loin d'être certaine) et qu'aujourd'hui on est bien plus disposé à regarder la fibrine comme formée d'une part par les ganglions lymphatiques, et d'un autre côté comme le résultat des combustions intimes, qui ont lieu dans notre organisme; et j'admets également que d'autres éléments du sang aient une origine semblable. Aussi je comprends que des médecins aient voulu rattacher un certain nombre d'altérations du sang à des troubles survenus primitivement dans les solides, et je vais même plus loin, je crois que le cercle de nos connaissances s'agrandissant, cette étiologie pourra être plus souvent invoquée, mais à côté des cas où le sang n'a été malade que secondairement, il en existe d'autres où l'on a bien affaire primitivement à une altération du sang.

Voici un individu qui fait bonne chère pendant quelques semaines, et de pâle qu'il était, sa figure s'empourpre, il devient pléthorique, et en admettrait que les modifications du sang ne soient que secondaires : le même raisonnement peut s'appliquer à la chlorose (je ne fais pas allusion pour le moment aux anémies symptomatiques); une jeune fille change de conditions hygiéniques, au lieu de respirer l'air pur de la campagne, elle vient habiter une grande ville, reste renfermée dans une petite chambre, et au bout de quelques mois, même moins, ses belles couleurs se perdent, elle devient chlorétique : où sont, dans cet exemple, les organes primitivement malades? Quels sont exactement les organes altérés dans la diminution de coagulabilité de la fibrine, que l'on rencontre dans le scorbut et dans l'hypo-albuminose que l'on voit survenir dans les cas de misères profondes et après des hivers rigoureux? Où trouver des lésions primitives du solide dans les maladies virulentes comme la scarlatine, la variole, la syphilis? Je serais heureux de connaître les organes primitivement atteints dans la fièvre jaune et le typhus. Comment expliquer, par une lésion du solide, les fièvres intermittentes pernicieuses qui frappent parfois les individus qui ont eu l'imprudence de s'endormir un soir dans un pays marécageux? Je voudrais bien connaître les parties du corps qui sont, tout d'abord, attaquées chez les personnes qui présentent une altération du sang, caractérisée par la présence d'algues ou de vibrioniens. Et enfin, si on me refusait de croire, dans les cas que je viens de citer, à la préexistence des altérations des humeurs, je demanderais volontiers à ces médecins comment ils peuvent, autrement que par une altération primitive du sang, expliquer les lésions multiples, qui se produisent toujours les mêmes et cela parfois durant toute la vie chez les personnes qui ont apporté, en naissant, le germe de la scrofule ou de la syphilis. Pour résumer mon opinion, je répondrais aux partisans quand même et toujours des lésions préalables du solide que, quand ils pourront me montrer chez un individu s'étant mis en rapport avec une personne atteinte de scarlatine, de rougeole ou d'autres maladies éruptives, quand ils pourront, dis-je, me montrer une lésion du solide avant l'explosion des phénomènes infectieux, ce jour-là, je consentirai à croire que les altérations du solide préexistent toujours à celles du liquide, mais jusqu'à cette époque (et j'espère attendre encore longtemps cette preuve), tout en admettant qu'un certain nombre de maladies reconnaissent ce mode de développement, je crois que, dans nombre de cas, l'altération du sang a été le fait initial.

Que faut-il conclure de ce qui précède? il faut

conclure que la plupart des systèmes ont enregistré à l'appui de leur manière de voir des faits exacts, mais aussi qu'ils se sont tous perdus par un absolutisme inqualifiable. Quand on voit tous les membres d'une famille être souffreteux, malingres, ne pas pouvoir dépasser un certain âge sans mourir de consomption, je suis bien forcé de reconnaître qu'ils ont apporté en naissant le germe de leur maladie, et je comprends les vitalistes. Lorsqu'à l'autopsie d'un individu mort quelques jours après un refroidissement, on trouve une hépatisation pulmonaire énorme ou un épanchement pleurétique considérable, je m'explique tout le succès qu'a eu la doctrine du solidisme. Mais, à côté de cela, quand je vois des individus vigoureux être sidérés en quelques jours par une scarlatine maligne ou un typhus épidémique, je crois qu'il faudrait être bien imbu d'idées préconçues pour ne pas rapporter ces maladies à une altération des liquides. Je suis donc tout à la fois vitaliste, solidiste, humoriste ou, si on le veut encore, je suis éclectique, c'est-à-dire que, sans parti pris, j'accepte dans chacune des théories ce qui me paraît vrai. N'y a-t-il pas lieu d'être étonné de la pluralité des sectes auxquelles je semble me rallier? Évidemment non. Quand on envisage le corps humain et qu'on voit qu'il est composé d'un certain nombre d'organes, que ces organes contiennent du sang et donnent lieu pour la plupart à des sécrétions différentes, et que, de plus, ce corps n'est pas seulement formé d'éléments analysables, mais semble, de plus, posséder une force spéciale qu'Hippocrate connaissait déjà et appelait du nom de δυνάμις, il est, selon moi, très-rationnel d'admettre que ces différents éléments peuvent s'altérer séparément, de là, finalement, la pluralité des influences morbides. Un point sur lequel on n'a peut-être pas suffisamment insisté, c'est sur la solidarité qui existe étroitement entre les différents éléments de notre corps, solidarité qui fait que l'une des parties de notre être devenant malade, les autres parties doivent en ressentir le contre-coup; ainsi, à la suite d'une altération des reins, il arrive très-souvent une albuminurie ainsi qu'un rejet incomplet des matières extractives, et consécutivement à cette épuration insuffisante du sang, des accidents cérébraux graves peuvent survenir; de même, dans les cas d'aglobulie avec diminution de fibrine, il peut se développer des gangrènes qui peuvent compromettre la vie des malades.

On peut donc et l'on doit même, à mon avis, être humoriste dans une certaine limite; mais l'humorisme d'aujourd'hui ne s'élève plus à la hauteur d'un système ou d'une doctrine, c'est simplement un fragment de pathologie générale, et rien de plus. J'espère qu'envisagé de la façon restreinte que je viens d'indiquer, et tout prêt à reconnaître que dans nombre de cas l'altération du sang n'est pas primitive, j'espère que cet humorisme sera accepté par beaucoup de médecins. La manière dont je viens de considérer l'humorisme n'a plus de commun avec l'humorisme ancien que le nom, et c'est peut-être encore là une chose regrettable, tant ces deux conceptions sont différentes. Bâti rien que sur des hypothèses plus ou moins ingénieuses et prétendant tout expliquer, un jour ou l'autre, l'humorisme ancien devait s'écrouler; reposant au contraire sur des faits peu nombreux mais bien observés, et n'aspirant du reste qu'à élucider la compréhension de certains phénomènes, l'humorisme moderne est sûr de vivre; aussi, comme le dit M. Jaccoud, on ne lit plus l'humorisme ancien que par curiosité, tandis qu'on étudie et qu'on étudiera toujours l'humorisme tel qu'on le comprend de nos jours.

DU

ROLE DE L'HUMORISME

DANS LES PHÉNOMÈNES MORBIDES

SUITES DE COUCHES.

L'altération des humeurs, qui avait permis aux anciens médecins d'expliquer la plupart des phénomènes de la pathologie ordinaire, leur a fourni encore l'occasion de se rendre compte du développement d'un certain nombre d'accidents survenant parfois à la suite des couches. Nous venons de voir que c'était presque toujours la bile, la lymphe, le suc pancréatique ou le sang qui occasionnait les phénomènes morbides, pour les suites de couches, le sang jouait encore un certain rôle, mais les deux humeurs, qui étaient surtout inculpées, étaient le lait et les lochies. Une femme était-elle prise de phlegmasia alba dolens, on pensait que le gonflement de la partie était dû à un épanchement de lait dans l'épaisseur des tissus, et parmi les opinions plus ou moins bizarres, qui ont été émises sur la nature de cette maladie, cette explication, qui remonte à Puzos, est celle qui est encore acceptée dans le public avec plus de faveur. Une paralysie survenait-elle, cette perte de la sensibilité et de la motilité était immédiatement rattachée à la compression d'un nerf par un épanchement laiteux. Les mille et une causes qui, chez une femme qui vient d'accoucher, peuvent déterminer de la fièvre, venaient-elles à faire sentir leur influence, on s'empressait de faire dépendre ce mouvement fébrile de l'établissement de la secrétion lactée. Si on se trouvait en face de cette terrible maladie, que l'on appelle l'éclampsie, on en expliquait les accès par un transport de sang vers la tête. Voyait-on, après un accouchement, le ventre devenir douloureux, ballonné, la fièvre s'allumer et des vomissements survenir, on expliquait également l'ensemble de ces phénomènes soit par la résorption des lochies, soit encore plus souvent par un épanchement de lait. En cherchant bien, j'aurais pu augmenter sans doute le nombre des maladies attribuées aux modifications survenues dans les humeurs, mais ces quelques exemples suffisent pour montrer le rôle que les anciens faisaient jouer à certainess ecrétions et au sang dans la pathogénie des accidents, qui s'observent parfois chez les nouvelles accouchées.

Mais quand les médecins n'acceptèrent plus comme dogmes les opinions que leur avaient légué leurs devanciers, mais cherchèrent à se rendre compte par eux-mêmes des phénomènes pathologiques, il ne leur fut pas difficile de voir que dans les explications, que je viens de rapporter, il y avait bien des hypothèses, qui n'avaient jamais pu être vérifiées et même étaient devenues tout à fait inadmissibles. Alors les théories humorales, qui avaient jusqu'alors rallié presque tous les suffrages, s'écroulèrent tout d'un coup, et comme cela arrive toujours, la réaction dépassant la mesure légitime, on tomba dans un solidisme absolu. La phlegmasia alba dolens n'était que l'obstruction des vaisseaux par un caillot; le ramollissement du système nerveux, ou bien encore un épanchement sanguin rendait compte des paralysies; le transport du sang au cerveau n'était plus regardé comme la cause exclusive de l'éclampsie, et un certain nombre d'auteurs attribuaient cette maladie à une lésion palpable du système cérébro-spinal; enfin la fièvre, qui enlève parfois si brutalement un grand nombre de femmes en couches, était rattachée soit à une métrite, soit à une phlébite, soit à un angioleucite, etc...

Le revirement que je viens de signaler constituait évidemment un progrès, car, cette fois, au lieu de raisonner sur des hypothèses, on se basait au moins sur des faits, mais, cette théorie, comme la précédente, devait se perdre par sa généralisation absolue. Je vais essayer, maintenant, tout en tenant compte des admirables recherches d'anatomie pathologique, qui feront une des gloires de notre siècle, de rendre aux liquides le rôle qui leur appartient dans les accidents survenant chez les nouvelles accouchées : je reprends un à un les quelques exemples que j'ai mis tout-à-l'heure en avant.

PHLEGMA-IA ALBA DOLENS. — Quand on regarde aujourd'hui froidement une phlegmasia alba dolens, siégeant, comme cela arrive d'ordinaire, à la cuisse, et que l'on envisage la marche de la maladie, le cordon situé sur le trajet de la veine fémorale, le développement des veines superficielles, etc., il paraît bien étonnant que l'on ait pu attribuer cette maladie à un épanchement de lait ou bien encore à toute autre cause, et il semble que tout devait d'abord conduire les médecins à admettre que le siége de la maladie était dans la veine, et cependant M. Bouillaud est le premier qui ait émis cette opinion (1823).

Mais quelle est la véritable cause de cette coagulation ?

Ce problème n'a été résolu que plus tard. Pour que le sang, cette chair coulante de Bordeu garde sa fluidité, il faut que ce liquide conserve sa composition normale, surtout que la fibrine ne s'y montre pas en trop grande quantité, car si cet élément vient à augmenter d'une façon absolue comme cela, s'observe dans certaines maladies générales (rhumatisme), ou locales (pneumonie), ou encore dans un certain nombre d'états cachectiques avancés (tuberculisation, cancer), des concrétions surtout des concrétions veineuses ont de la tendance à se former. Il n'est même pas nécessaire, que le sang renferme une quantité de fibrine excédant la quantité normale, pour que des coagulations sanguines prennent naissance ; le même phénomène se produit également si la fibrine, tout en restant la même ou bien encore en diminuant un peu, se trouve encore relativement supérieure aux autres éléments, c'est ce que l'on observe dans certaines affections comme la fièvre typhoïde où le sang, bien loin d'être augmenté de plasticité, présente des caractères diamétralement opposés. Il faut enfin, pour ne pas avoir à redouter de concrétions sanguines, que la fibrine n'offre pas non plus une tendance spéciale à la coagulation, car lorsque cette tendance à la coagulation survient (et elle survient parfois, dit-on, alors même que la quantité de fibrine n'est augmentée ni d'une manière absolue, ni d'une façon relative), des caillots sanguins peuvent se former : tout en admettant cette tendance fâcheuse à la coagulation (inopexie), je ne ferai que la signaler, car les promoteurs de cette théorie n'ont pu encore établir les caractères que la fibrine présente alors.

Ceci dit, trouvons-nous dans le sang des femmes enceintes, une modification se rapprochant de celles que nous venons d'énoncer? Les recherches d'Andral et Gavarret, Becquerel et Rodier, ont démontré, qu'à partir du cinquième ou du sixième mois, la fibrine augmentait chez les femmes enceintes, et que cet élément, qui est généralement représenté par

3/1000, peut atteindre 4/1000 et même plus. Cette hypérinose des femmes enceintes suffirait déjà étant seule, pour expliquer la possibilité des concrétions sanguines, mais, il y a de plus chez les femmes, dans ces conditions, de l'aglobulie et de l'hypo-albuminose, conditions qui doivent encore augmenter cette tendance à la coagulation, puisque nous avons déjà fait observer qu'une simple augmentation relative de la fibrine, sur les autres éléments, pouvait avoir les mêmes conséquences. Si maintenant, nous cherchons à nous rendre compte du motif pour lequel ces coagulations se produisent de préférence après l'accouchement, nous en trouverons peut-être l'explication dans les modifications nouvelles, que subit le sang après l'accouchement : il résulte des recherches d'Heschl et Kolliker, que, une fois l'accouchement fait, le vieil utérus tend à disparaitre, si bien, qu'au bout de deux mois environ, celui qui existe s'est formé de toutes pièces, aux dépens de la couche externe. Or, comme le vieil utérus s'élimine de deux façons, une partie s'évacuant par les lochies, et l'autre rentrant dans la circulation, cette dernière va augmenter l'élément fibrineux du sang et, par conséquent, accroitre encore les chances déja si grandes de coagulation.

Je ne prétends pas que l'altération du sang chez les femmes en couches soit la seule et unique cause des concrétions vasculaires, car il est également très-nécessaire, pour que le sang conserve sa fluidité, qu'il circule librement, or, chez la femme accouchée, depuis la compression par l'utérus des veines contenues dans le bassin, jusqu'au ralentissement de la circulation causée par le retrait de l'utérus après l'expulsion de l'enfant, ralentissement que ne peut compenser complètement l'hypertrophie cardiaque signalée d'abord par Larcher et ensuite par M. Blot, tout concourt à entraver la circulation ; mais je ne considère cette gêne à la circulation que comme une cause adjuvante et rien de plus. Du reste, quand nous regardons ce qui se passe dans les autres circonstances, nous voyons, dans les cas de tuberculisation ou de cancer arrivés à la dernière période, alors que les modifications survenues dans le sang sont assez accentuées, nous voyons des phlegmasia alba dolens apparaître dans différents points, sans toutefois qu'il soit possible, dans la plupart des cas, d'invoquer l'influence d'une cause mécanique, et nous savons, d'autre part, dans les cas de cirrhose hépatique, où la gêne à la circulation de la veine porte est des plus manifeste, que les concrétions sanguines sont encore assez rares. J'avais donc raison de regarder la phlegmasia alba dolens comme étant en grande partie sous la dépendance des modifications survenues dans la composition du sang.

Paralysies. — Pour ne parler que des paralysies puerpérales d'origine médicale le plus fréquentes, c'est-à-dire, des paraplegies et des hémiplegies, ces affections sont susceptibles de différentes explications. Il y a tout d'abord la classe des paralysies organiques, comprenant les paralysies par hémorrhagies, par ramollissemen t(Ménière, Desormeaux), par tromboses (Virchow, Bamberger, Simpson, Hervieux, Charcot, Bucquoy), liées à une altération quelconque de la tunique interne des artères, puis, la classe (au moins pour les hémiplegies) des paralysies fonctionnelles appelées encore périphériques, pour rappeler leur mode de développement, paralysies que Brown-Sequard attribue à la contraction des vaisseaux et M. Jaccoud à l'épuisement nerveux. Mais à côté de ces paralysies, il y en a d'autres, qui reconnaissent pour cause des altérations survenues dans la composition du sang, altérations qui sont, soit l'anémie, soit l'albuminurie, (au moins pour les hémiplégies), ou bien encore l'empoisonnement puerpéral. Cherchons maintenant à comprendre comment arrive cette dernière classe de paralysies : pour l'anémie, la chose est assez facile; pour qu'un organe remplisse convenablement les fonctions qui lui sont dévolues, il faut qu'il reçoive une quantité suffisante de sang, car, sans cela, les fonctions ne se font pas. De même que, quand le cerveau ne reçoit plus une quantité suffisante de sang, pour exciter les différents nerfs, le pneumogastrique ne peut plus remplir ses fonctions et le cœur s'arrête, de même si, pour une raison ou pour une autre, il n'arrive plus à la moelle la quantité de sang qui lui est normalement dévolue, cet organe révèle la déchéance de ses propriétés vitales par des manifestations, allant depuis le plus simple affaiblissement, jusqu'à la paralysie la mieux accentuée et, comme le fait observer M. Jaccoud, si les membres inférieurs sont plus souvent atteints que les autres parties, cela tient, à ce qu'étant obligés de soutenir tout le poids du corps, la moindre diminution dans la force est facilement appréciable. L'explication que je de viens donner a du reste reçu la consécration de l'expérience, car on sait que si on vient à jeter une ligature sur l'aorte abdominale d'un animal, immédiatementle train postérieur se paralyse, et si on relache le lien constricteur, la sensibilité et la motilité reparaissent. Pour les autres variétés de paralysies l'interprétation est moins facile. Dans le cas où l'examen de l'urine a décelé la présence de l'albumine, comme généralement alors, à cause de l'altération rénale, l'urée et les matières extractives ne sont plus éliminées comme avant, Campell, Rambostan, Scanzoni, Imbert-Gourbeyre, et beaucoup d'autres après eux, ont attribué ces paralysies aux modifications éprouvées par le sang, à la suite de la rétention de ces principes; mais cette explication n'est peut-être pas à l'abri de tout reproche, puisque, comme nous le verrons plus tard, on a rattaché à la même cause des phénomènes tout à fait différents, je veux parler des accès éclamptiques. Enfin, quand il s'agit de chercher à se rendre compte des paralysies qui arrivent chez certaines accouchées, en dehors de toute albuminurie, la difficulté est encore plus grande, et l'on est réduit à invoquer une action nocive du sang par empoisonnement puerperal, sans toutefois pouvoir en rien indiquer en quoi consiste cette altération : cette explication est probable, mais il faut bien reconnaitre qu'elle laisse un grand vague dans l'esprit. Non seulement, les pathologistes ont établi ces divisions dans les paralysies, mais ils ont signalé les différences qu'il y a, tant au point de vue de la marche que pour la gravité, entre ces classes de paralysie diverses. Bien que cette étude soit des plus intéressantes, et puisse même fournir des indications utiles pour le traitement, je ne crois pas devoir m'y appesantir, car je ne me propose pas de faire ici l'histoire in extenso des paralysies puerpérales d'origine médicale, je n'ai simplement, au point de vue où je me suis placé, qu'à signaler l'existence des paralysies consécutives à une altération du sang; et je crois aujourd'hui, que tous ou presque tous les accoucheurs les admettent.

Fièvre de l'ait. — Je viens de plaider, dans une certaine limite, la cause de l'humorisme, et je la plaiderai encore chaudement, mais devons-nous admettre une fièvre liée à la secrétion lactée? C'est là, à mon avis, une question assez importante pour que nous nous y arrêtions quelques instants. Malgré les descriptions, que nous en ont laissé les auteurs des siècles précédents, je crois que l'on peut se demander s'il existe bien réellement un état morbide qui mérite le nom de fièvre de lait. Que l'on admette avec Hippocrate et Galien que ce soit l'afflux du sang, qui se fait après l'accouchement vers les mamelles pour préparer la nouvelle fonction, qui soit la cause de l'état fébrile assez fréquent chez les nouvelles accouchées, ou bien que l'on suppose avec Sauvages que cette fièvre soit due à la rentrée dans le sang du lait sécrété en trop grande quantité, on voit que pour les médecins des siècles précédents, le mouvement fébrile, que présentent assez souvent les femmes récemment accouchées, se lie intimement à l'établissement de la secrétion lactée. La plupart deces opinions, pour être un peu compréhensibles, réclamaient une communication quelconque entre les organes génitaux et les mamelles ; aussi, grande fut la joie des médecins humoristes, quand on découvrit l'anastomose entre la veine épigastrique, et la veine mammaire interne : c'était, en effet, à leurs yeux, la consécration de leurs théories.

J'avoue, cependant, que cette communication dont on a tant parlé, ne saurait avoir une bien grande importance, car les branches, qui de la veine mammaire interne vont aux mamelles, sont en trop petit nombre pour expliquer qu'un molimen hémorrhagique puisse facilement se déplacer de l'utérus vers les seins. Mais n'anticipons pas sur les faits, et voyons si la fièvre de lait existe bien réellement.

Je commencerai par dire que ce fait, si répandu, a quelque chose d'un peu anormal, je fais allusion à l'établissement d'une fonction s'accompagnant de fièvre. J'ai beau me remémorer la manière dont s'établissent les diverses fonctions aux différents âges, je vois qu'elles ne s'accompagnent d'aucun trouble de la santé ; je ne fais qu'une exception pour l'établissement de la menstruation chez les jeunes filles. Je sais qu'on voit alors survenir de la céphalalgie, de la lassitude, des douleurs dans les lombes et le bassin, et je sais aussi que, par suite de la sympathie réelle qui existe entre les mamelles et les organes génitaux, il arrive assez souvent des picotements vers les seins, mais quant à une véritable fièvre, il n'en existe pas. Pourquoi donc l'établissement de la secrétion lactée serait-elle, chez la femme nouvellement accouchée, accompagnée d'une accélération de la circulation et de la respiration et d'une augmentation dans la température ? Si maintenant nous examinons, sans idée préconçue, la manière dont s'opère l'établissement de la secrétion lactée chez un certain nombre de femmes, on voit bien, vers le troisième jour, tantôt un peu plus tôt, d'autres fois un peu plus tard, on voit, dis-je, les seins se gonfler, devenir un peu durs, noueux même, les veines se dessiner plus nettement, de plus la femme se plaint d'éprouver un peu d'accablement et de fatigue, mais quant à un état fébrile nettement caractérisé par les trois signes que je mentionnai tout-à-l'heure, il n'existe pas le plus ordinairement. Le nombre des pulsations ne s'élève pas à plus de 80 ou 100 au plus, et la température ne dépasse pas 37,6, elle n'atteint qu'exceptionnellement 38 ; il n'y a donc pas dans la majorité des cas de véritable fièvre de lait.

Mais, si la fièvre de lait n'existe pas, à quoi donc attribuer l'ensemble des symptômes, que l'on a décrits sous le nom de cette entité morbide? A un certain nombre d'accidents fébriles, qui peuvent survenir chez la femme récemment accouchée. Tantôt on aura affaire, comme Beau l'a fait remarquer, à une véritable fièvre nerveuse, suite de l'impression subie par l'organisme, par le fait même de l'accouchement, surtout chez les femmes sujettes aux accès hystériques; tantôt il se sera développé sur les mamelons de petites ulcérations encore trop superficielles pour que les femmes s'en plaignent, et qui cependant sont encore suffisantes pour être cause d'accidents fébriles; chez d'autres, le méat urinaire contusionné par le passage de l'enfant ne fonctionnera plus, l'urine s'accumulera dans la vessie, et cette accumulation pourra d'autant plus facilement passer inaperçue, que la femme, se sentant mouillée, supposera que le liquide urinaire s'écoule. La rétention d'un ou de plusieurs caillots suffit quelquefois pour troubler complètement la marche naturelle des suites de couches, et tous les médecins ont vu des cas, dans lesquels l'expulsion de quelques caillots sanguins même peu volumineux ont suffi pour dissiper un état qu'on aurait pu regarder comme sérieux. Enfin une simple petite déchirure de la fourchette peut parfois devenir l'origine d'accidents fébriles; toute solution de continuité pouvant amener un peu de réaction, on comprend aisément qu'une plaie qui se trouve dans les conditions de la plaie utérine, c'est-à-dire baignée par des liquides irritants, soit encore, bien plus souvent que les autres, l'origine de phénomènes fébriles. Si je viens de m'étendre assez longuement sur la non-existence de la fièvre de lait, c'est que la connaissance de ce fait a, à mon avis, une réelle importance; si en effet on est imbu de l'existence, je dirai presque de la nécessité de la fièvre de lait, et que l'on observe des accidents fébriles chez une nouvelle accouchée, on est naturellement enclin à rapporter les phénomènes, que l'on observe, à l'établissement de cette sécrétion; alors on n'institue aucun traitement, on laisse marcher les choses, et parfois des complications fort sérieuses apparaissent. En effet, si la fièvre nerveuse se juge d'elle-même, et si une légère ulcération au sein passée inaperçue tout-à-fait au début (car au bout de quelques jours on finira sans doute par la découvrir) ne peut, pas être le point de départ d'accidents graves, une rétention d'urine longtemps prolongée peut donner lieu à des conséquences fâcheuses, un caillot en séjournant et en se décomposant, peut amener des phénomènes de resorption putride, et on a vu une simple écorchure du périnée, surtout en temps d'épidémie, devenir le point de départ d'accidents généraux graves. Et toutes ces conséquences on aurait peut-être pu les éviter, si persuadé de la non-existence de la fièvre de lait, on était remonté, par un examen plus attentif, à l'origine des accidents; alors un cathétérisme, l'administration d'un peu de seigle, l'extraction d'un caillot, ou bien encore une légère cauterisation pratiquée à temps, aurait peut être suffi pour faire tout rentrer dans l'ordre.

Je viens d'avancer une vérité, qui tend tous les jours à s'accréditer davantage, la non-existence de la fièvre de lait, et j'ai fait ressortir les avantages, que l'on peut retirer de cette connaissance, dans la pratique, en ne s'endormant pas en présence d'accidents d'abord légers, mais, qui pourraient par incurie s'aggraver, mais je me demande si, tout en tenant compte de ces remarques, on doit proclamer bien haut cette opinion. Il y a des idées si fortement encrées dans l'esprit du public qu'on se briserait plutôt que de les faire disparaître, et la théorie de la fièvre de lait est de ce nombre. Quand on a acquis par une longue pratique, le droit de parler haut et franc, on peut s'inscrire en faux contre cette thèse, mais au début de la carrière on pourrait avoir à s'en repentir. En cherchant à réduire à néant cette idée surannée de la fièvre de lait, si répandue dans la demi-science des gens du monde, on pourrait s'exposer au bout de quelque temps à recevoir une lettre ainsi conçue. « Cher docteur, votre malade va un peu mieux, elle compte aller passer quelques jours à la campagne, chez sa mère, nous vons préviendrons du moment de son retour. » Au reçu de cette missive, on peut rayer le nom de ce client du grand-livre; la lettre contenait peut-être ce que je viens de dire, mais voici quel était son véritable sens. « Monsieur, vous êtes un ignorant, vous ne remettrez jamais les pieds chez nous; nous avons trouvé un médecin, qui lui au moins croit à la fièvre de lait. » A moins toutefois, que plus malin, il n'ait feint d'y croire pour plaire à son client.

Eclampsie. — S'il est un sujet qui a excité et qui excite encore aujourd'hui la sagacité des accoucheurs, c'est bien la pathogénie de l'éclampsie. Ni la théorie du transport du sang au cerveau, ni celle des lésions matérielles des centres nerveux (hémorrhagies, ramollissement de la moëlle épinière, de la moëlle allongée ou des tubercules quadrajumeaux), soutenue encore, dans ces dernières années, par Marchal de Calvi, ne satisfait plus pleinement personne aujourd'hui. De nos jours, on tend de plus en plus à ne pas envisager l'éclampsie comme une maladie, mais à la considérer comme un symptôme pouvant apparaître dans un certain nombre de cas déterminés; aussi, à côté de l'éclampsie mécanique, et près de l'éclampsie reflexe, dans laquelle je n'ai pas non plus à entrer, mais que j'appellerai périphérique pour rappeler son mode probable de développement, il y a une troisième espèce d'éclampsie se rattachant à des modifications survenues dans le sang; mais quelles sont les modifications capables de produire les accidents, voici le point litigieux de la question.

Il est incontestable que, chez un certain nombre de femmes qui sont prises d'éclampsie, on trouve une altération rénale; or, voici l'enchaînement des faits : par suite de cette altération rénale, il y aurait filtration de l'albumine ou plutôt pissement du serum contenant l'albumine (car, suivant la remarque très-juste de M. Peter, il serait assez étonnant que ce fût la partie la plus solide du sang qui vienne à passer à travers les reins), et, alors, non pas parce que l'albumine est en plus petite quantité dans le sang, mais parce que le rein devenu malade n'est plus susceptible de jouer le rôle de filtre sélecteur, une partie des matières extractives, qui doivent être rejetées, sont retenues dans le sang, de là, explosion des accès éclamptiques. Ces faits sont aujourd'hui acceptés par tout le monde, mais, ce que l'on ne sait pas au juste, c'est la raison pour laquelle, une fois ces matières extractives retenues dans le sang, les convulsions éclamptiques apparaissent. De nombreuses hypothèses ont été émises à cet égard, mais plusieurs déjà ont été renversées. Après la découverte par Botkins et Christison de l'urée dans le sang des éclamptiques, Wilson crut pouvoir considérer cette substance comme le principe toxique dont l'accumulation dans le liquide sanguin provoquait les convulsions de l'éclampsie. Malheureusement pour cette théorie, Legalois, et après, M. Brown-Sequard, démontrèrent par des injections d'urée dans le sang, que ce principe n'avait pas les propriétés désastreuses qu'on lui avait attribuées ; Trousseau et Pidoux donnèrent de l'urée comme médicament, et, plus récemment, M. Chalvet considéra ce principe comme un diurétique et favorisant même le rejet de substances beaucoup moins inoffensives.

L'urée ne peut donc plus être considérée comme la cause des accidents éclamptiques ; du reste, on s'était, ce me semble, trop hâté de regarder ce principe comme cause de ces accès convulsifs, puisque on trouve cet élément bien autrement augmenté dans certaines maladies comme le choléra, bien qu'alors on n'observe rien même d'approchant. Frerichs, ne pouvant plus soutenir la théorie de la rétention de l'urée dans le sang, pour expliquer l'apparition des phénomènes éclamptiques, chercha à les rattacher à la transformation de l'urée en carbonate d'ammoniaque, transformation qui serait assez facile puisqu'elle n'exige que l'absorption d'une certaine quantité d'eau, et s'effectuerait sous l'influence d'un ferment contenu dans le sang. C'était, comme on le voit, un espèce d'empoisonnement du sang ; mais, une objection qu'on ne manqua pas de faire à Frerichs, c'est qu'il n'avait pas indiqué le ferment qui devait opérer cette fâcheuse transformation ; aussi, Treitz, pour échapper à ce reproche, supposa-t-il que, lorsque l'urine est fortement diminuée l'urée, entr'autres éléments de l'urine, passe dans toutes les sécrétions de l'économie et surtout dans la muqueuse intestinale, et que, là, elle subit, sous l'influence des acides des voies digestives, la transformation dont je parlais tout-à-l'heure, et n'est résorbée que consécutivement.

En un mot, il y aurait encore, dans ce cas, intoxication, mais, cette intoxication serait secondaire. Cette nouvelle théorie, pour échapper au reproche que l'on faisait à la première, n'est pas pour cela inattaquable, car, si on peut admettre assez facilement la transformation de l'urée en carbonate d'ammoniaque au moins dans l'intestin, il ne faut pas perdre de vue que, pour être nocive, ce carbonate d'ammoniaque doit être en assez grande abondance ; or, comme ce principe ne peut provenir que de l'urée du sang, qui est encore alors en petite quantité, la conclusion est facile à tirer, la présence du carbonate d'ammoniaque ne saurait nous rendre compte des accès éclamptiques.

Malgré le peu de durée qu'avaient eu les théories précédentes, on chercha encore à expliquer l'éclampsie par des modifications subies par le sang, et, cette fois, on rattacha cette maladie à la rétention des matières extractives en général. Cette théorie, qui a été formulée par Schottin, de Stuttgard, a, selon moi, plus de chance de survivre que les précédentes, d'abord, parce qu'elle est plus large et qu'elle repose sur un fait exact, l'augmentation des matières extractives chez la femme enceinte, cependant, étant donné le peu de durée des autres théories chimiques, il est préférable de ne l'accepter encore qu'avec quelque réserve.

Pour le moment, il serait peut-être plus sage de

n'attacher qu'une importance secondaire à toutes ces théories, et de ne retenir seulement qu'une chose : c'est qu'il existe un certain nombre de cas d'éclampsie liés à une altération du liquide sanguin. MM. Jaccoud, Bailly, Charles (de Liége), et, plus généralement, tous les auteurs qui ont écrit dans ces derniers temps sur ce sujet, ont accepté cette variété d'éclampsie, et ont admis comme caractère de cette éclampsie toxique une diminution de la densité de l'urine (ce qui s'explique facilement puisqu'un certain nombre de principes, qui entrent dans la composition normale de ce liquide, ne sont plus séparés du sang), et, presque toujours, la présence de l'albumine dans l'urine. On est même allé plus loin, et quelques auteurs ont avancé que, si l'agent toxique était le carbonate d'ammoniaque, on pourrait le retrouver dans les selles, dans les matières vomies, et dans l'air expiré, signes qui n'existeraient pas si l'empoisonnement était produit par les matières extractives (créatinemie); mais, je ne veux pas entrer pour le moment dans ces subtilités de diagnostic, d'abord, parce que j'ai fait observer que l'on pouvait peut-être révoquer en doute l'influence nocive du carbonate d'ammoniaque au moins à une faible dose, et, en suite, parce que ces conclusions demandent encore de nouveaux faits ; du reste, au point de vue où je me suis placé, l'important, est qu'il existe des cas d'éclampsie déterminés par la présence d'un sang vicié, et cela, presque tous les auteurs le reconnaissent.

Accidents puerpéraux épidémiques. — Le liquide de la glande mammaire, à qui on avait déjà fait jouer, comme nous venons de le voir, un grand rôle dans la pathogénie de certaines maladies frappant les femmes nouvellement accouchées, était encore destiné à rendre compte des altérations trouvées à l'autopsie des femmes, qui, à certains moments, succombent en grand nombre après avoir présenté de la fièvre, des vomissements, des troubles intestinaux. ainsi qu'un ensemble de symptômes dénotant l'inflammation d'un organe très-souvent appartenant à sphère génitale. Il devait-être, à mon avis, assez difficile d'expliquer pourquoi, à certaines époques, le lait avait plus de tendance à se répandre dans l'économie, mais comme on trouvait dans le péritoine une sérosité laiteuse et qu'on avait remarqué que, parfois, les anses intestinales étaient adhérentes entre elles, comme si elles étaient collées par du lait caillé, il n'en fallait pas d'avantage pour qu'un certain nombre d'auteurs rapportassent ces accidents à la putréfaction du lait, surtout au moment où après la résorption des lochies, la métastase laiteuse jouissait d'une grande importance. Aussi, est-ce à cette cause que l'on rattachait la plupart des épidémies puerpérales, qui sévirent dans le XVIe et le XVIIe siècle; plus tarp Stoll chercha à les expliquer par une fièvre bilieuse, et ce ne fut qu'en 1793, que John Klarke émit l'idée d'une fièvre maligne du genre typhus, qu'on appela fièvre puerpérale. Jusqu'au milieu du XIXe siècle, cette théorie comptait de nombreux partisans, mais cependant des objections avaient déjà surgi, aussi, en 1858, quand cette question brulante fut portée devant l'académie de médecine, l'éloquence de Paul Dubois, Danyau, Depaul et Trousseau, ne put faire triompher cette idée; depuis lors, la théoriede la fièvre puerpérale perd de jour en jour du terrain, et on peut dire que continuellement le nombre de ses détracteurs augmente. Pour que la fièvre puerpérale puisse rendre compte des épidémies, qui déciment parfois les femmes récemment accouchées, il faut qu'elle existe bien réellement, et c'est justement l'existence de cette fièvre, que nombre d'auteurs mettent en doute. Comme cette question est toujours nouvelle, toujours intéressante, entrons à ce sujet dans quelques développements. Quelques auteurs ont regardé la fièvre puerpérale, comme une fièvre essentielle, c'est-à-dire sans lésions, mais cette idée n'est plus guère acceptée : en effet, ses plus ardents défenseurs n'ont pu guère réunir, à l'appui de leur opinion, que trois observations, et encore, ces trois observations ne sont-elles pas à l'abri de tout reproche.

Il suffit de rappeler la difficulté, que l'on éprouve parfois, à trouver une phlébite utérine profonde, ou bien encore de se souvenir du nombre de lésions passées parfois inaperçues à un premier observateur, et découvertes ensuite par une autre personne ayant recommencé l'autopsie, pour comprendre, que ces trois observations ne peuvent être légitimement opposées aux milliers de faits dans lesquels on trouve des lésions. Aussi, la plupart des médecins, qui admettent la fièvre puerpérale la regardent-ils comme une fièvre à lésions multiples: mais je ne sais trop, si cette idée a de grandes chances de soutenir un examen très-approfondi. Il existe, en effet, un certain nombre de fièvres anatomiquement caractérisées par des lésions multiples, et, pour ne parler que des principales, je citerai la fièvre typhoide avec ses ulcérations intestinales, les altérations des ganglions correspondants, les lésions du foie et de la rate; la scarlatine avec son angine pultacée et ses ganglions cervicaux, etc., mais ces différentes affections sont moins remarquables par la multiplicité des lésions, que par leur existence constante, tandis que, pour les altérations puerpérales, c'est le contraire. En effet, si, dans le plus grand nombre de cas, on rencontre soit une phlébite utérine, soit une lymphangite, soit une péritonite, on se trouve en face dans d'autres circonstances, d'une pleurésie, d'une gangrène de la vulve, d'une phlébite des membres inférieurs: du reste, ce qui vient combattre l'entite morbide appelée fièvre puerpérale, c'est que, maintenant que les autopsies sont faites avec plus de précision, et les observations recueillies avec un soin plus scrupuleux, on peut mettre, pour ainsi dire, l'étiquette sur chaque cas. Il n'est plus permis à notre époque, quand une femme est atteinte de péritonite, de phlegmon du ligament large ou de phlébite des membres inférieurs, de se contenter de dire que cette femme est atteinte de fièvre puerperale, on doit aller plus loin, et indiquer exactement laquelle de ces maladies on a à traiter, et même, dans ces derniers temps, M. Siredey, médecin de Lariboisière, poussant la diagnostic des affections puerpérales dans ses limites extrêmes, a cherché, en se basant sur l'époque d'apparition du frisson et sur son unicité ou sa pluralité, sur le cycle de la température, sur les caractères de la douleur ainsi que sur la marche de la maladie, à démontrer que l'on pouvait reconnaitre, si on avait affaire à une phlébite utérine, ou une angioleucité. On peut donc, je crois, légitimement conclure de ce qui précède, que la fièvre, loin d'être la cause de ces altérations, n'en est que la conséquence.

Mais alors, si la fièvre puerperale n'existe pas, comment se rendre compte des épidémies d'accidents puerperaux sévissant à certains moments sur les femmes récemment accouchées? M. Hervieux a cherché à expliquer les accidents puerperaux apparaissant sous forme épidémique, en admettant une sorte d'empoisonnement. Suivant la remarque du médecin en chef de la Maternité de Paris, il se développe parfois, dans les salles des blessés, tantôt des érysipèles, tantôt des résorptions purulentes, d'autres fois de la pourriture d'hôpital, ou bien encore de la diphthérie, et ces lésions multiples sont attribuées à un principe inconnu nommé miasme des blessés; on voit aussi, quand des hommes en grande nombre sont agglomérés dans un espace assez restreint, apparaître le typhus, la dyssenterie, etc., et ces maladies sont rattachées à un miasme dit miasme des armées; les médecins chargés de la direction d'hôpitaux de jeunes enfants sont témoins, de temps en temps, de sortes d'épidémies d'érysipèles ou de conjonctivités rapportées à la viciation de l'air : en un mot, il y aurait un certain nombre de séries pathologiques, toujours les mêmes engendrées par un miasme particulier et pour M. Hervieux, les différentes affections qui attaquent les femmes à la suite de leur accouchement, seraient sous la dépendance d'un miasme qu'il appelle miasme des maternités.

M. Hervieux ne s'est pas contenté, pour expliquer les différents accidents puerperaux, de prononcer le mot de miasme, il a cherché à indiquer l'origine de ce miasme et son mode de propagation. Le poison puerperal serait un produit de la viciation de l'air par les secrétions physiologiques ou morbides; les sueurs abondantes que présentent assez souvent les femmes en couches, les déjections alvines ou autres sont déjà fort capables de vicier considérablement l'air ambiant, mais suivant la remarque de M. Empis, il n'est pas de secrétion capable de corrompre l'atmosphère autant que le fait l'écoulement lochial, et encore, je ne fais allusion, pour le moment, qu'aux écoulements normaux, car si, pour un motif ou pour un autre, ces secrétions viennent à s'altérer, la viciation de l'air sera encore plus facile. Il est également de toute évidence, que plus les femmes seront réunies en grand nombre dans un espace relativement restreint, plus les chances d'empoisonnement seront nom breuses; il suffit, du reste, de lire attentivement la relation des différentes épidémies des maternités pour acquérir la certitude que bien souvent l'encombrement en a précédé l'apparition.

Quant à la manière dont la propagation a lieu, on peut se l'expliquer de deux façons, par infection et par contagion. L'infection, c'est-à-dire la propagation par l'air, tout le monde l'admet, mais la contagion ou la transmission de la maladie d'une personne à une autre (l'air servant toujours, bien entendu, de véhicule, mais les principes delétères émanant directement d'une personne) a rencontré une assez vive opposition. Ce n'est peut-être pas ici le lieu de discuter ce mode de propagation; je demanderais seulement aux adversaires de la contagion, s'ils verraient sans crainte arriver dans leurs salles, jusqu'alors exemptes d'affections puerperales, une personne, qui donnerait depuis quelques jours des signes de maladie; évidemment, il n'en est pas un qui y consentirait volontiers, et cette réponse même est leur condamnation, car cette malade, si elle peut devenir le germe d'autres accidents, ne le deviendra probablement que par contagion. Du reste, un grand nombre de médecins, MM. Voillez, Tarnier, Labeda, ont vu des épidémies puerpérales prendre naissance dans un hôpital jusqu'alors indemne d'accidents, après l'admission de femmes arrivant d'un hôpital que l'on avait dû fermer par suite de maladies régnantes. Aujourd'hui, nombre de médecins sont contagionnistes, et admettent que la contagion n'a pas seulement lieu directement d'une accouchée à une autre femme dans les mêmes conditions, mais aussi d'une accouchée à une autre femme qui ne l'est pas encore et même encore d'une accouchée à une autre accouchée, par l'intermédiaire d'un tiers, comme une sage-femme ou un médecin. Que l'on admette l'infection et la contagion, ou seulement le premier de ces deux modes de propagation, il faut se poser une question, par où le poison pénètre-t-il? Le poison, le miasme puerperal peut pénétrer de deux façons dans l'économie, par la plaie utérine et par les voies respiratoires, et tout en accordant une beaucoup plus large part à la plaie utérine pour expliquer le mode de transmission, il faut tenir également compte de l'absorption par les voies respiratoires, parce c'est là la seule explication à fournir, pour les cas (et ils sont assez nombreux) où la femme est réellement tombée malade avant son accouchement.

Nous venons de prononcer plusieurs fois les noms du poison puerpéral, de miasme des maternités, mais quelle est la nature de l'élément contagieux? Comme les auteurs ne sont pas très-explicites sur ce point, cherchons donc à arriver à la connaissance de cet inconnu. Et d'abord l'élément contagieux est-il gazeux? Je ne le crois pas; car si l'agent contagieux était volatif, toutes les femmes, au moins celles, qui y sont prédisposées devraient être atteintes, or, le propre des épidémies puerpérales, au moins des épidémies de moyenne intensité, est de frapper certaines femmes à l'exclusion de leurs voisines. Du reste il y a encore une raison, pour que le contagium ne soit pas volatil; en effet, s'il en était ainsi, vu la dispersion facile des gaz, il se répanderait assez dans l'atmosphère pour perdre toute action nocive. Ne sait-on pas, par exemple, qu'à Pouzzoles, près de Naples, il se dégage du sol une telle quantité d'acide carbonique, que l'air des couches inférieures est complètement irrespirable et rapidement méphitique, tandis qu'à un mètre ou un mètre cinquante du sol, ce gaz s'est déjà tellement répandu dans l'atmosphère, que c'est à peine, si on le trouve en plus grande quantité qu'autre part; si le contagium volatil ne peut être accepté, il faut songer à des corpuscules mais de quelle nature sont-ils? Ces corpuscules, sont-ils amorphes? Je ne le crois pas non plus : lorsqu'une matière étrangère plus ou moins toxique pénètre dans notre organisme, ce dernier tend à la rejeter on à se l'assimuler, cela dépend de la résistance que la force vitale oppose à l'assimilation de la matière étrangère, mais il n'est pas admissible que cette matière n'étant pas organisée puisse augmenter. Or, comme il suffit parfois qu'une personne soit restée très peu de temps en rapport avec une autre, atteinte de fièvre puerpérale, pour que la maladie se développe, et que, par conséquent, les corpuscules qu'elle a absorbés sont toujours au début en assez petite quantité, ce mode de transmission n'est pas acceptable. Il faut donc se rejeter sur des corpuscules organisés, qui eux, pouvant s'accroître, augmenter, etc...., peuvent alors qu'ils auraient été absorbés en petite quantité, nous rendre compte de l'infection de tout l'organisme. Dans les conditions que je viens d'énoncer, les éléments infectieux peuvent être ou un petit amas gélatineux, en une plantule, ou bien encore un animalcule: je ne puis m'appesantir longuement sur chacune de ces hypothèses, ce que je dirai, c'est que c'est cette dernière qui a le plus de chance d'être confirmée. Je ne sache pas que l'on ait rencontré des vibrioniens dans le sang des femmes, qui ont succombé à la suite d'accidents puerpéraux de nature épidémique, et quand je les ai recherchés, je ne les ai pas rencontrés, mais on en a découvert dans d'autres maladies infectieuses, comme dans la fièvre typhoïde, et il ne faut pas non plus oublier que les travaux de MM. Coze et Feltz ont prouvé que si on prenait du sang d'une personne vivante atteinte de cette maladie, et si on venait à l'inoculer à un lapin on déterminait chez cet animal des effets très-appréciables et même, que le sang de ce lapin inoculé à un autre animal de la même espèce devenait une nouvelle cause d'infection, car les générations successives de bactéries sont d'autant plus actives et plus terribles qu'elles sont plus répétées. Si on arrivait à découvrir, dans le sang des femmes atteintes d'accidents puerpéraux épidémiques, des bactéries ou des vibrions, la propagation des épidémies s'expliquerait assez aisément. Sous l'influence de la viciation des sécrétions des femmes en couches, surtout de celles qui sont réunies en grand nombre des vibrions apparaissent ([1]), se répandent dans l'atmosphère, et, lorsqu'une femme viendrait à accoucher, ils pénétreraient dans son organisme par la plaie utérine et aussi peut-être par la surface pulmonaire, vicieraient par leur présence, assez la composition du sang pour faire naitre un certain nombre d'états morbides de nature inflammatoire, qui seraient le plus souvent des phlebites, des angioleucités utérines, des péritonites, mais qui pourraient être aussi parfois des gangrènes de la vulve, des inflammations des veines des membres inférieurs, etc....

On comprendrait, de cette façon, non-seulement les accidents portant sur la sphère utérine, mais encore ceux qui se développent assez loin de cet endroit, tout en reconnaissant que, si les lésions du côté des voies génitales sont incontestablement les plus nombreuses, cela tient à ce que c'est presqu'exclusivement par les vaisseaux de l'uterus que la pénétration des corpuscules organisés a lieu. N'admet-on pas que le chancre soit la première manifestation de la syphilis constitutionnelle et cependant il apparait toujours là où le virus a raux, que l'on voit quelquefois accabler les malheu-

(1) Je n'ai pas à rechercher si les vibrions prennent naissance de toute pièce dans les sécrétions viciées, ou si, se trouvant toujours répandus dans l'atmosphère, ils se développent seulement parce qu'ils rencontrent alors des conditions favorables à leur évolution. Cette question a été et est encore aujourd'hui l'objet de discussions trop brûlantes entre les savants, pour qu'il me vienne même à l'idée de me prononcer. Si ces vibrions se montrent dans les conditions que je viens d'indiquer, et je crois que cette idée commence à être acceptée, leur propagation ultérieure est facile à admettre.

pénétré ; il semble en un mot que les parties, qui ont laissé pénétrer le virus, soient celles qui doivent en ressentir les effets les plus considérables. Mais l'explication, que je viens essayer de donner pour comprendre l'apparition des accidents puerperaux, ainsi que leur mode de propation, nous rend-elle un compte suffisant des angioleucités que les travaux modernes ont démontrées si fréquentes ? Evidemment oui. Puisque nous avons admis que les différentes altérations rencontrées à l'autopsie des femmes en couches, qui meurent en temps d'épidemie, se rapportent presque toutes à de l'inflammation, on peut à la rigueur comprendre une inflammation des vaisseaux lymphatiques utérins comme on admet une suppuration des autres organes, mais j'ai une autre explication beaucoup plus plausible à proposer. Grâce aux recherches de M. Lucas Championnière, on sait aujourd'hui que ces vaisseaux sont nombreux, qu'on a pris pour des veines, des canaux, qui très-certainement appartenaient au système lymphatique, et si les vaisseaux lymphatiques de l'utérus sont si nombreux qu'on les décrit maintenant, ils doivent être susceptibles de laisser pénétrer des vibrions comme les veines uterines ; il est désormais aisé de comprendre la fréquence de leurs altérations, puisqu'elles s'expliquent de la même manière que les phébites du même organe dont personne n'est étonné de la fréquence.

Je n'ai eu nullement la prétention de formuler toute une théorie des nombreux accidents puerpe-

reuses femmes récemment accouchées, et comme on ne peut attribuer aux vibrioniens (si toutefois on veut bien les admettre dans le sang) aucun effet septique, et que ces animalcules n'agissent probablement que par suite de leur présence et de leur énergique faculté d'assimilation, nous sommes encore loin de savoir pourquoi dans telle épidémie nous aurons presque toujours des gangrènes de la vulve, même chez les femmes, qui ont eu l'accouchement le plus facile, que dans d'autres circonstances on trouvera des pleurésies, et rien que cela, tandis que d'autres fois ce sera. exclusivement à des inflammations des veines des membres inférieurs que l'on aura à faire; tout ce que j'ai voulu faire, si on admet la théorie, d'un empoisonnement puerperal, c'est d'essayer de démontrer que la contagion doit s'opérer par des éléments organises. Comme je me suis peut-être étendu un peu longuement sur la pathogenie des accidents puerperaux épidémiques, il serait peut-être bon de résumer mon opinion en quelques mots, et de dire que je considère ces différentes maladies comme le résultat d'un empoisonnement amené par la présence dans le sang d'éléments infectieux organisés (probablement vibrions ou bactéries), éléments infectieux organisés qui apparaissent par suite de la viciation des secretions, et qui sont susceptibles de se transmettre par infection et contagion [1].

(1) Quand j'ai cherché à me rendre compte de cette façon des épidémies que l'on observe parfois dans les maternités, j'ignorais que M. Pasteur avait émis, déjà depuis quelque temps, à l'Académie de Médecine, l'idée que

La manière dont je viens de chercher à expliquer les accidents puerperaux, vise surtout les accidents qui revêtent la forme épidémique, mais quel va être le mode de développement des cas sporadiques. On peut très-bien se rendre compte des cas sporadiques, comme on l'a dit, par auto-infection, voici comment : lorsqu'une femme accouche dans un endroit où le renouvellement de l'air ne se fait pas d'une façon suffisante, ou bien encore sous l'influence d'une foule d'autres causes, il se peut que les écoulements en s'altérant viennent à corrompre l'atmosphère et alors à la suite de cette viciation de l'air par un miasme particulier, si on adopte la théorie de M. Hervieux, ou bien par la présence des vibrions, si on se rallie à la théorie des germes infectieux, il se développera une série d'accidents semblables à ceux que j'ai signalés plus haut ; mais, à côté de la théorie de l'auto-infection, on peut très vraisemblablement donner à ces cas sporadiques une autre interprétation : ainsi, à la suite de l'accouchement le plus simple, on peut très bien admettre qu'une des nombreuses veines utérines vienne à s'enflammer et à engendrer une infection purulente ; on peut facilement supposer, maintenant que l'on fait jouer aux vaisseaux lymphatiques le rôle qui leur appartient réellement, qu'un

ces accidents puerperaux étaient très-probablement le résultat de l'infection de l'économie par des vibrions. Je suis heureux d'être tombé d'accord sur ce point, sans le savoir, avec l'auteur de la théorie du germe-contage pour l'explication des maladies infectieuses en général.

de ces vaisseaux vienne fournir du pus et conduise finalement aux mêmes conséquences qu'une phlébite ordinaire; si dans ces derniers temps on a diminué de beaucoup l'importance de la métrite suppurative pour attribuer les petites collections purulentes trouvées dans le parenchyme utérin, soit à des phlébites, soit à des angioleucytes, il n'en est pas moins vrai que la métrite ordinaire existe et peut elle aussi donner lieu à des accidents graves. Ce que je viens de dire pour les veines, les vaisseaux lymphatiques, le parenchyme utérin, je puis le dire pour le péritoine, et il ne me répugne nullement d'admettre l'existence d'une péritonite provenant du froissement de cette membrane pendant l'acte de l'accouchement.

En passant en revue quelques-uns des accidents qui attaquent parfois les femmes en couches, on a pu remarquer, que je n'ai pas voulu me rallier d'une façon exclusive à aucune des théories qui, surtout à certaines époques, ont eu le tort de vouloir tout expliquer, et que, si j'ai tenté un effort pour réhabiliter l'humorisme et le reposséder de l'importance qu'il a réellement, j'ai su, chemin faisant, regarder les lésions materielles, par exemple la métrite, la péritonite, les ulcérations du sein, etc... comme très capables d'être le point de départ d'un état morbide: c'est qu'en effet, à l'heure présente, se déclarer partisan absolu de l'humorisme, du solidisme, de de l'iatro-mécanisme ou de n'importe quelle autre doctrine, c'est à mon avis, un contre-sens physiologique. Le moment est venu ici, comme nous l'avons fait observer précédemment, de tenter une théorie de conciliation, et surtout de se souvenir que, si les liquides viciés sont susceptibles de déterminer des altérations materielles, les lésions du solide sont aussi très capables de produire dans le sang des modifications qui peuvent ensuite donner lieu à des accidents (1): raisonner autrement serait méconnaître d'une façon regrettable l'unité de l'être humain que les théories seules avaient pu dichotomiser.

Si, maintenant, nous jetons un regard en arrière, et si nous cherchons à comparer la médecine, telle qu'elle est constituée aujourd'hui, à celle que l'on enseignait il y a deux siècles seulement, nous sommes étonnés des différences énormes que nous y voyons. Autrefois, la partie théorique était, il est vrai, fort soignée, on connaissait bien la philosophie d'Aristote et de Platon (beaucoup mieux même que de nos jours), on se plaisait dans d'interminables argumentations, et on mettait son amour-propre dans des luttes oratoires, oubliant qu'il y a une différence énorme entre disserter longuement sur une maladie et soigner utilement un malade, ce qui est, cepen-

(1) Quand j'ai parlé des observations d'éclampsie toxique, tout en faisant remarquer, que ces cas étaient bien sous la dépendance de l'altération du sang, n'ai-je pas laissé voir, que cette altération du sang, si elle n'était pas la conséquence nécessaire de la lésion rénale, n'apparaissait cependant que consécutivememt à celle-ci.

dant, le vrai rôle du médecin. A entendre les dissertations pompeuses des docteurs d'alors, à voir l'harmonie qui semblait régner dans les différentes parties de la science médicale, à ne juger que par la facilité avec laquelle les problèmes les plus ardus de notre organisation étaient résolus, on n'aurait jamais pu deviner que cette richesse apparente cachait tant de pauvreté et d'ignorance.

Par suite de la défense de toucher aux cadavres, à l'exception de ceux des suppliciés, l'anatomie était dans l'impossibilité de progresser, aussi est-elle restée longtemps à peu près ce qu'elle était aux premiers siècles; la physiologie était dans l'enfance et elle s'occupait presqu'exclusivement de l'étude des éléments et des tempéraments; malgré les mots ronflants dont on décorait les maladies, elles étaient, à part quelques-unes, assez mal connues, et quand

(1) L'usage des saignées et des purgatifs était si répandu au seizième et au dix-septième siècle, qu'on recommandait, même aux personnes qui se portaient le mieux, cinq ou six saignées par an et autant de purgatifs, et quand la maladie éclatait, le chiffre de ces moyens augmentait beaucoup. On ne saignait pas seulement les personnes dans la force de l'âge, les vieillards de quatre-vingts ans et les enfants de quelques semaines n'étaient pas, s'ils tombaient malades, à l'abri de l'emploi de cette médication : du reste, comment ne pas recourir souvent aux saignées, quand on répétait que « le sang, comme l'eau d'une fontaine, était d'autant plus pur qu'en en tirait davantage. » Si on peut reprocher aux médecins de cette époque d'avoir retiré trop de sang, il faut au moins reconnaître qu'ils agissaient de bonne foi ; ils se faisaient souvent saigner et saignaient leurs proches ; riches ou pauvres ne trouvaient grâce à cet égard. L'histoire nous apprend que Louis XIII fut saigné quarante fois en un an, et quand Louis XIV tomba malade à Mardyck d'une fièvre typhoïde des mieux caractérisée il fut largement phlébotomisé.

Et la garde qui veille aux barrières du Louvre
N'en défend pas les rois.

on savait saigner et purger abondamment [1], c'était déjà beaucoup. Il suffit, du reste, de se rappeler que le séné est purgatif, parce qu'il renferme un principe cholagogue, pour voir que le mode d'action des médicaments n'était guère connu. Et quand, par hasard, une découverte était faite, comme souvent elle venait déranger tout l'échafaudage des théories en vogue, elle était assez mal acceptée. Lorsque Harvey chercha à démontrer que les veines ne prennent pas naissance dans le foie, mais, que, destinées à ramener au cœur le sang qui vient des artères, elles tiraient leur origine de tous les points du corps, malgré les preuves qu'il donna à l'appui de sa découverte, Harvey rencontra une grande opposition jusqu'au sein même de la Faculté de Paris. On vit des hommes de la valeur de Riolan et de Guy Patin s'en déclarer les adversaires, et comme on n'avait aucun bon argument à opposer à l'explication de l'anatomiste anglais, on chercha à couvrir de ridicule ceux qui avaient accepté sa découverte. Les partisans d'Harvey étaient appelés *circulateurs*, et comme en latin, le mot *circulalor* veut dire charlatan, les défenseurs de cette nouvelle théorie étaient des charlatans, et on ne devait plus, dès lors, attacher aucune importance à leur opinion (Raynaud).

Il parait aussi que grande fut la déception des médecins, lorsque Aselli et Pecquet découvrirent les vaisseaux chylifères et l'embouchure de ces canaux dans les veines. Cette découverte gênait considérablement les fonctions du foie, telles qu'on les comprenait alors, et l'on se demandait à quoi donc pouvait bien servir le foie, puisque peu à peu on le dépossédait de tous ces attributs. On le voit donc, une dialectique séduisante, mais souvent emphatique, un entêtement irréfléchi pour de vieilles idées admises et une routine déplorable, tels étaient, il faut bien le reconnaître, les caractères de la médecine au dix-septième siècle. Aussi, quand on entend, dans le *Malade imaginaire*, Purgon dire à son malade indocile : « je vous abandonne à votre mauvais tempérament, à l'intempérie de vos entrailles, à la corruption de votre sang et à l'acreté de votre bile, etc. » le public suppose que ces phrases ont été inventées à plaisir, mais nous, nous sommes forcés de reconnaître que tel était à peu près le langage des médecins de cette époque ; et, quant au fameux couplet,

Opium facit dormire,
Quia est in eo,
Virtus dormitiva,
Cujus est natura
Sensus assoupire.

comme a fait très-bien observer M. Raynaud, il n'est en somme que le pendant de l'action du sené, qui fait purger parce qu'il contient des principes cholagogues : il n'y a qu'une chose qui m'étonne, c'est que le grand poëte comique se soit arrêté en si beau chemin et n'ait pas fait pleuvoir sur les médecins un plus grand nombre de traits satyriques.

De nos jours, la médecine est entrée dans une toute autre voie, elle est devenue beaucoup plus pratique ;

peut-être est-ce moins brillant, mais à coup sûr c'est plus utile pour les malades.

L'anatomie, par suite des dissections rendues faciles,est presque entièrement connue, et si, de temps en temps,une découverte se produit,qui va à l'encontre des théories,on ne la rejette pas pour cela, car on admet que les faits ne doivent pas plier devant la théorie, mais que celle-ci doit s'accommoder à eux. La physiologie, grâce aux nombreuses expérimentations d'investigateurs infatigables, cherche à marcher dans une voie qui ne trompe pas, et la pathologie, fondée maintenant sur la clinique, qui aurait dû toujours servir de base à son avancement, présente aujourd'hui un ensemble assez satisfaisant.

J'allais oublier de dire un mot de la thérapeuthique, et c'était là un tort, car cette branche de la médecine s'efforce de jour en jour de ne pas rester en arrière de ses sœurs, et s'il y a encore un trop grand nombre de médicaments empiriqnes, on connaît au moins le mode d'action de la plupart : on sait que si les opiacés font dormir, c'est en congestionnant le cerveau, et on n'ignore pas que la plupart des purgatifs agissent en irritant l'intestin et en déterminant un afflux de sang dans les vaisseaux de cet organe. Malgré la supériorité indéniable de la médecine moderne, nous ne devons pas regarder cette science comme faite, et du pas dont marchent les recherches ne pas vouloir progresser, c'est se donner, en un laps de temps très-court, un certificat d'ignorance. Je suis même si persuadé, que pour occuper une place même bien modeste dans notre corporation, il faut consacrer de longues heures à suivre le mouvement scientifique qui se produit, que, si nous ne sentons pas la force de nous à astreindre à ce labeur, il faut mieux changer de carrière, d'autant plus qu'il y en a un grand nombre d'autres et de beaucoup plus lucratives, qui ne réclament ni tant de peines ni tant de fatigues. Il est bien préférable d'embrasser une autre profession que de faire un piètre médecin, et c'est bien le cas de rapporter, sinon ponctuellement, au moins le sens du vers de Boileau :

Soyons plutôt maçons, si c'est notre métier.

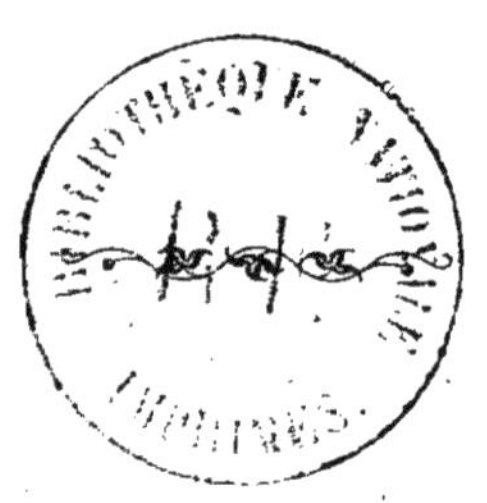

AUTRES PUBLICATIONS.

Phlegmasies et Abcès sous le Muscle sterno-cléido-mastoïdien.

De l'Hemathême du pavillon de l'Oreille.

De la luxation traumatique de la phalange unguéale du gros Orteil.

Note sur un cas remarquable de surcharge de dégénérescence graisseuse du Cœur.

De la Réduction en masse des Hernies étranglées.

Aperçu sur les progrès de l'Obstétrique.

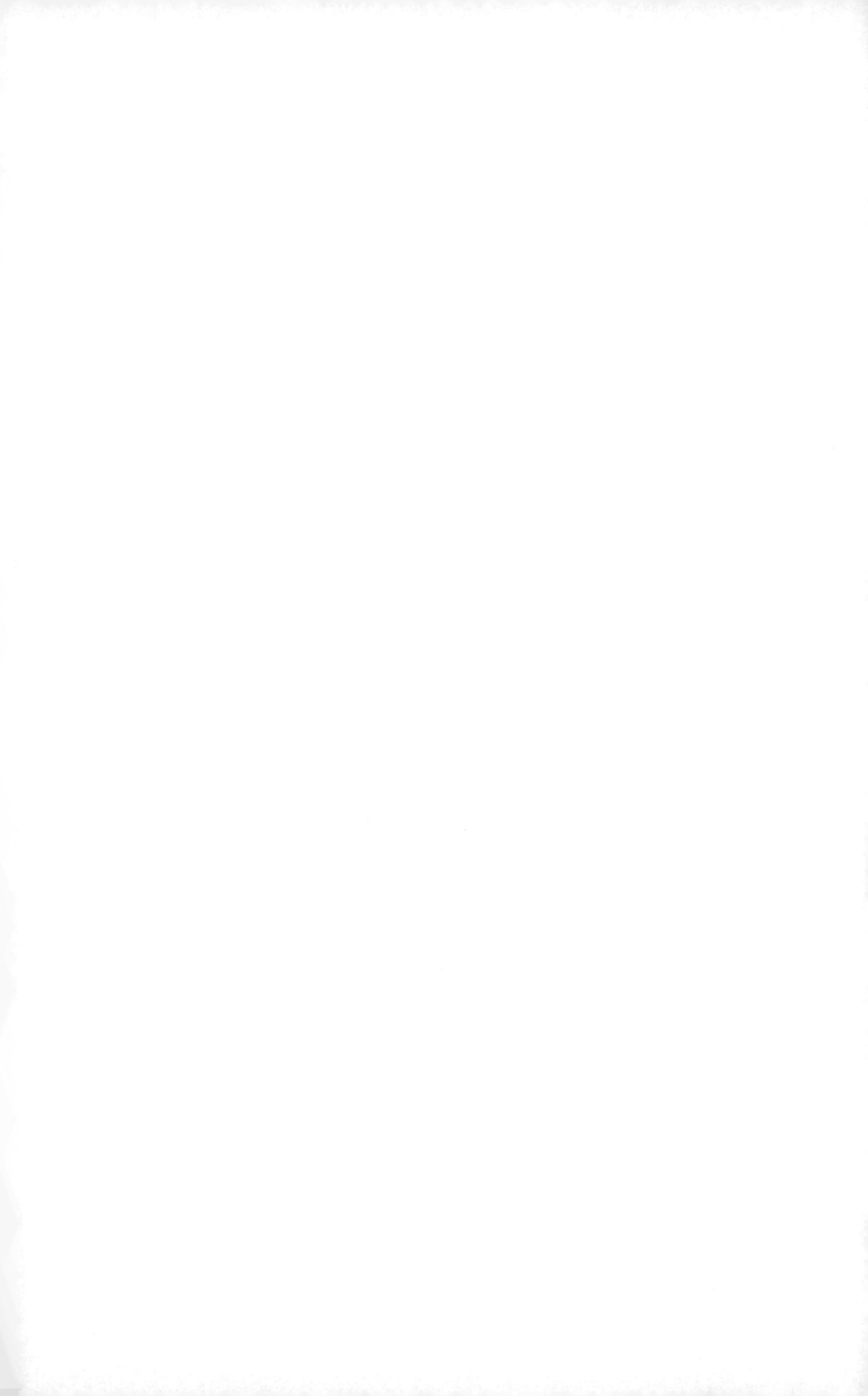

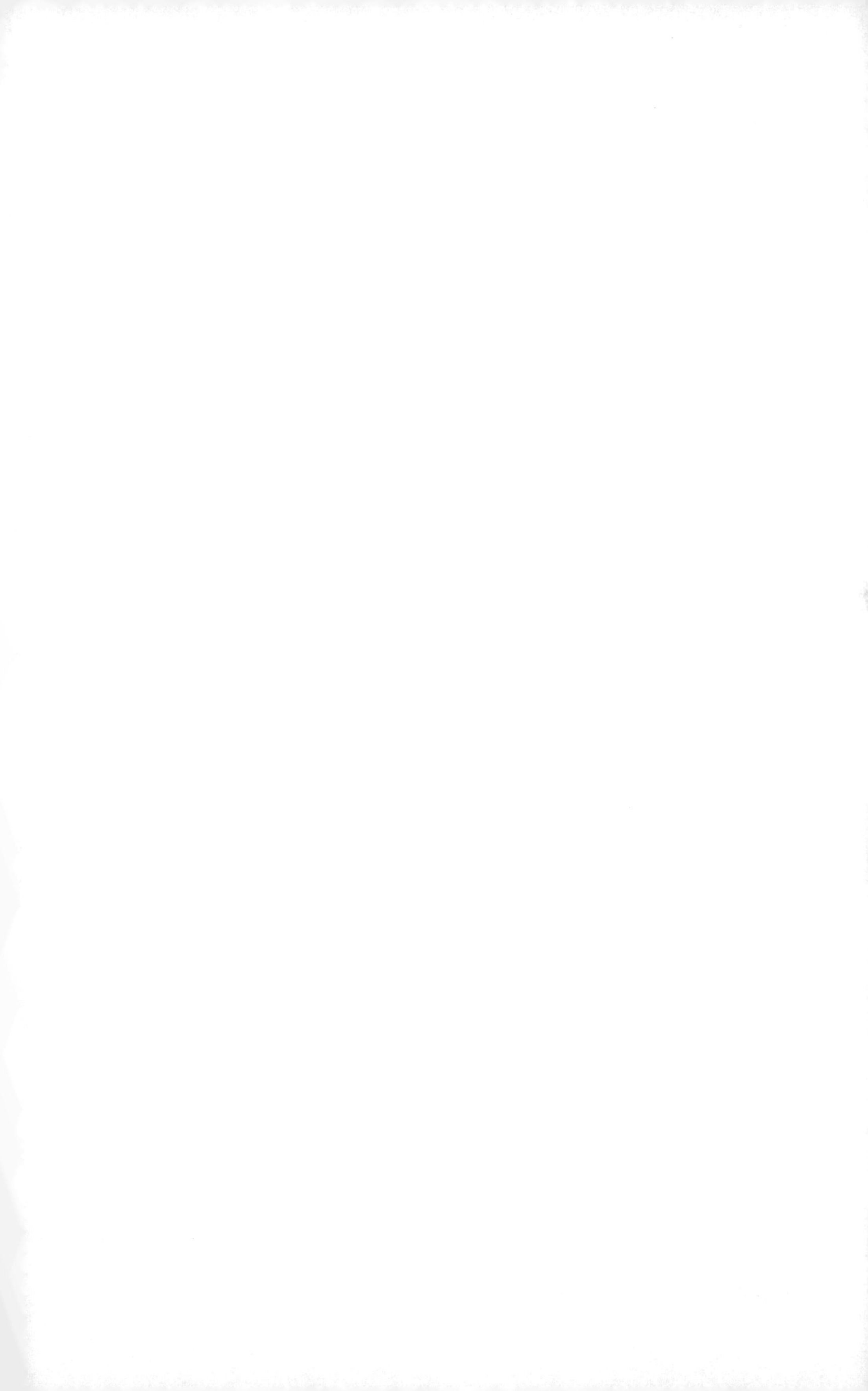

www.ingramcontent.com/pod-product-compliance
Ingram Content Group UK Ltd.
Pitfield, Milton Keynes, MK11 3LW, UK
UKHW020352180726
13839UKWH00003B/1056

9 782329 156675